쉽게 풀어 쓴
선조들의 질병 치료법

7 한국국학진흥원 교양학술 총서
고전에서 오늘의 답을 찾다

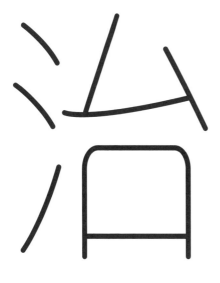

쉽게 풀어 쓴
선조들의
질병 치료법

한국국학진흥원 연구사업팀 기획 | **정지훈** 지음

은행나무

| 일러두기 |

* 단행본과 학술지, 잡지는 『 』로, 논문과 글 등은 「 」로, 그림은 ' '로 표기했다.

차 례

머리말

코로나 사태가 길어지면서 사람들이 많이 힘들어하고 있다. 그러면서 건강에 대한 관심뿐만 아니라 자신의 건강에 대해서도 스스로 책임지고 관리해야 한다는 의식이 높아지고 있다.

의학이 발달하고 거기에 국가의 복지제도가 잘 구비됨에 따라 국민들의 건강의 질도 향상되었다. 하지만 의료 사각지대에서 제대로 된 의료 서비스를 받지 못하는 사람 또한 더욱 늘어나고 있는 것이 현실이다. 이러한 모순적 상황이 왜 발생하는 것일까?

이 책은 그러한 고민에서 시작되었다. 서구사회에서는 동양의 전통의학에 대한 관심이 높다. 서양의학으로 극복하기 힘든 한계가 많이 드러나다 보니 동양의 전통의학으로 눈을 돌리는 것이다.

현재 전통의학이 존재하는 국가는 동아시아의 몇몇 국가다. 그중에서 대한민국은 의료제도의 이원화로 전통의학을 법률적으로 인정하면서 국가적으로 유지하고 있는 나라다. 서구 여러 국가의 사람들은 대한민국의 전통의학의 모습에 경외감 내지는 부러움을 가지고 있다.

이에 정점을 찍은 사건이 바로『동의보감』이 2009년에 유네스코 세계기록문화유산으로 등재된 것이다. 특히, 2013년에는 대한민국 정부의 지원으로『동의보감』 전체가 영어로 번역되어 한의학의 세계화가 더 빨리 진행되었으며 그 후로도 많은 일이 진행되고 있다.

『동의보감』 보유국인 한국에서는 이를 소재로 한 드라마나 다큐멘터리 등이 여러 차례 방영되었으며, 관련된 문화와 산업에서 직간접적으로 연결을 짓거나 지으려고 노력하고 있다. 하지만 한편으로는 관심이 부족할 뿐만 아니라 구식, 진부한 것이라는 오명을 쓰고 그 가치가 폄훼貶毁되고 있기도 하다.

『동의보감』은 400여 년 전에 발간된 책이다. 박물관에나 있어야 할 책이 21세기에 무슨 의미가 있겠냐 할 수 있다. 하지만 17세기와 21세기에 한반도에 사는 사람이 다른 종種이 아니라면『동의보감』에서 다루는 담론談論은 오늘날에도 충분히 의미가 있다고 생각한다.

그러나 첨단의 시대인 21세기를 살아가면서 왜 한의학을 강조하느냐고 반문할 수도 있겠다. 그런데 대학에서 강의를 하면 학생들의 강의 평가를 받게 되는데, 20대 초반의 친구들이 '신선했어요', '새로운 사실을 알게 되었어요', '만약 몸이 아프다면 한의학적 치료를 받고 싶어요' 등의 긍정적인 평가를 남겨준다. 왜 그런 것일까?

물질문명의 발달로 편한 세상이 되었다. 상상도 못했던 시간에 공간을 이동하고 너무나 빠른 시간에 타인과 소식을 주고받는다. 일상에서 사는 사람들의 삶의 속도도 무척 빨라졌다. 그런데 사람들이 그 속에서 느끼는 결핍과 공허함은 왜 심해지는 것일까? 이전 사람들보다 느끼는 고통은 왜 더 심해지는 것일까?

광학기계의 발달로 사람의 몸을 관찰하는 기술이 발달하면서 인체에서 나타나는 질병의 원인을 잘 찾아냈고, 그래서 많은 질병을 극복했다고 이야기한다. 하지만 사람의 병은 눈에 보이는 원인보다는 눈에 보이지 않는 원인으로 더 많이 생긴다는 것을 과학만능의 시대는 읽어내지 못하고 있다.

이러한 문제의식에서 출발한 이 책은 십수 년 동안 대학에서 비전공자들을 대상으로『동의보감』을 강의한 내용의 일부를 새롭게 고쳐 쓰고, 한의사로서『동의보감』을 공부하면서 오늘을 사는 우리들에게 도움이 될 만하다고 생각한 내용을 쉽게 풀어 쓴 것이다.

인간은 누구나 건강하게 사는 목표를 가지고 있다. 그 목표를 달성하기 위한 방법이 잘 실려 있는 책이 바로 『동의보감』이다. 『동의보감』에서 이야기하는 건강법은 단순하다. 사람이 건강해지려면 기본적인 정기를 잘 기르고 몸에 해로운 행위를 하지 않는 것이다. 우리는 지금 육체적·정신적으로 많이 힘들다고 이야기한다. 하지만 힘들수록 왜 힘들어졌는가 하는 것을 근본적으로 이해하고 정기를 잘 기른다면 건강해질 수 있다. 너무 쉽지 않은가?

왜 그럴까? 첫째는 한의학이라는 학문이 가지고 있는 특징이 현대를 살아가는 사람한테 도움이 많이 되기 때문이다. 한의학의 정체성이 한국인한테 맞고 한국인의 몸에는 누구나 다 한의학적 DNA가 흐르고 있는 것이다. 그렇기에 한국인은 한의학적 방법으로 생활하고, 병에 걸렸을 때는 한의학적 방법으로 치료한다면 뛰어난 효과를 볼 수 있다.

둘째는 한의학이 가진 경쟁력이다. 서양의학은 현재 많은 한계를 드러내고 있는데, 한의학은 그 한계를 극복

할 수 있고 서양의학이 설명하지 못하는 질병의 메커니즘과 치료법을 제시할 수 있다는 의미에서 한의학의 경쟁력은 뛰어나다.

고대 그리스 철학자인 플라톤은 "의사가 범하는 최대 잘못은 우선 마음을 고치려 하지 않고 육체를 고치려 하는 데 있다. 사람의 마음과 육체는 하나로 그것을 따로 취급하면 안 된다"라고 말했다. 서양 철학자의 언급이지만 다분히 한의학적 의미를 담고 있는 말이다. 인간이라는 존재는 육체와 마음이 하나이기 때문에 이를 잘 이해하고 질병에 접근해야 한다.

이 책에서는 많은 부분에서 "인간의 고통은 인간이기 때문에 생긴다"라고 이야기한다. 질병이라는 것이 역사 이전에도 그랬고, 『동의보감』이 나왔던 조선시대에도 그랬고, 우주여행을 가는 지금도 그렇다. 현대의학이 드러내는 한계를 선조들의 지혜를 통해 해결을 모색해본다면 오늘을 사는 우리들에게 좋은 답안이 될 수 있을 것이다. 아울러 한국국학진흥원이 보급하고 있는 교양총서 목록에 《쉽게 풀어 쓴 선조들의 질병 치료법》이 포함될 수 있게 된 것에 감사를 표한다.

1장

겉으로 드러나지 않는 병

1 질병은 치료보다 예방이 중요

양성금기의 가르침

'질병이 생기기 전에 미리 치료한다'라고 하여 '미병未病'이라고 정의하는 예방의학 개념은 오래전부터 한의학에서 중요하게 여겨 왔던 사상이다. 『동의보감』에도 이러한 예방의학적 사상이 잘 드러나 있는데, 『동의보감·내경편·신형』의 「양성금기養性禁忌」라는 글에서 살펴볼 수 있다. 이 글에서는 "섭생攝生을 잘 하려는 사람은 하루와 한 달의 금기를 어기지 말고 1년 사계절에 맞춰 살아야만 한다. 하루의 금기는 저녁에 포식하지 않는 것이고, 한 달의 금기는 그믐에 만취하지 않는 것이며, 1년의 금기는 겨울에 멀리 여행하지 않는 것이고, 평생의 금기는 밤에 불을 켜고 성생활을 하지 않는 것이다"[1]라고 설명하고 있다. 하나씩 살펴보자.

첫 번째, 하루의 금기는 저녁에 포식하지 않는 것이다. 잘 지키기 힘든 항목이다. 이 말은 저녁에 배불리 먹는 것을 경계하기도 하거니와 먹고 나서 바로 잠자리에 드는 것도 경계하라고 하는 말이다. 식사 후 소화가 되어 속이 어느 정도 비워진 상태에서 잠을 자야 하는데, 그러지 않은 상태에서 잠을 자면 양질의 잠을 잘 수 없다는 것이다. 자는 것 같지만 자는 것이 아니다. 사람의 몸은 잠을 잘 때는 몸 안의 기관도 다 함께 자야 하는 것이 원칙이다. 그런데 위장관이 계속 일을 하고 있는 상황이라면 잠을 잘 수 없는 것이다. 술을 꽤 많이 먹은 날 엄청 많이 잤는데도 다음 날 매우 피곤한 경험을 한 번쯤 해보았을 것이다. 꽤 많은 시간 눈을 감고 있었을 뿐이지 몸은 자지 않았다는 것이다. 몸은 계속 일을 하고 있는 셈이다. 적어도 잠들기 두 시간 전에는 반드시 음식물을 먹는 행위를 끝내서 숙면을 취할 수 있도록 해야 한다.

두 번째, 한 달의 금기는 그믐날에 만취하지 않는 것이다. 한 달이 30일인데 그믐 하루만 취하지 않으면 되는 것일까? 그런 의미가 아니라 평소에도 술을 과하게 마시지 말라는 뜻이다. "술은 오곡의 진액이고 쌀누룩의 정수精髓다. 사람을 이롭게도 하지만 상하게도 한다"[2]라고 『동의보감』에서도 술은 장점과 단점을 다 가지고 있는 물질이라고 이야기하고 있다. 장점은 몸의 혈행血行을 좋게 하여 혈액순환을 원활하게 해 주고, 사회적으로는 타인과의 교제 시에 술이 도움이 된다는 것이다. 그렇지만 요즘은 장점에 비해 단점이 너무나 많이 부각되고 있다. 한의학에서는 술이 가져오는 부작용 혹은 단점을 광범위하게 '신기神氣의 손상'이라는 표현을 쓴다. 신기라는 것은 사람의 정신이다. 정신의 손상을 가져오기 때문에 술을 과하게 먹지 말라고 이야기하는 것이다. 세상살이가 참으로 '중용中庸'을 유지하기가 어렵다. 어떻게 적절함을 유지할 것인가가 굉장히 중요한 것 같다. 적절함을 잘 유지하면서 살아가야 할 것이다.

세 번째, 1년의 금기는 겨울에 멀리 여행가지 말라는 것이다. 왜 겨울에 멀리 여행가지 말라고 한 것일까? 멀리 여행가는 목적지가 더 추운 곳일 수도 있겠지만, 우리가 살고 있는 환경보다 훨씬 따뜻한 곳일 수도 있는데, 이런 곳은 더더욱 좋지 않다는 의미를 담고 있다. 사계절이 뚜렷한 한반도 같은 지역에 사는 사람이라면 여름에는 몸의 땀구멍을 열어놓고 땀을 흘려야 되고, 겨울에는 땀구멍을 닫아 놓고 에너지를 갈무리해야 한다. 그래야만 계절에 순응하면서 사는 것인데, 그러지 않고 겨울에 멀리 따뜻한 곳으로 여행을 떠나게 되면 몸에 있는 주리腠理라는 조직이 손상된다는 것이다. 주리는 다른 말로 땀구멍이라고 하며, 피부의 조직이라는 의미도 있다. 주리가 손상된다는 말은 그것이 열려야 할 때 닫히고, 닫혀야 할 때 열린다는 뜻이다. 그러면 병이 생길 수밖에 없다. 겨울에 에너지를 잘 갈무리하지 못하고 발산하게 되면 당장은 표시가 나지 않지만 반드시 그다음 계절 혹은 또 다른 계절에 표시가 나게 되어 있다. 한의학의 대표적인 경전經典인 『황제내경黃帝內經』을 보면 "겨울에 정을 갈무리하지 않으면 봄에 반드시 온병溫病을 앓는다"[3]라는 표현이 있는데, 겨울에 갈무리를 잘해야 하는 '정'이라는 것이 결국 에너지라는 것이다. 정을 저장하고 있지 않으면 봄에 반드시 '온병'이라는 병을 앓는다는 것이다. '온병'은 전염병傳染病을 포괄하는 단어다. 자연의 변화, 즉 음양에 맞춰 거기에 순응하면서 살아야 하는 것이지, 절대 역행해서 살아서는 안 된다.

　마지막 평생의 금기는 밤에 불을 켜고 성생활을 하지 않는 것이다. 성행위, 부부관계를 맺을 때 불을 켜지 말고 하라는 것이다. 왜 갑자기 이런 뜬금없는 이야기가 나왔을까? 그리고 이것이 정말 힘들 텐데 왜 평생 지키라는 것일까? 이 말의 의미가 반드시 성행위에 국한된 것이 아님을 이해해야 한다. 사람이 하는 모든 행동, 즉 보고 듣고 말하고 걷고 하는 모든 행동은 모두 혈액을 공급받아야만 가능한 행동이다. 그런데 사람의 몸속에서 어떤 일을 할 때 혈액이 가장 많이 필요한 기관은 바로 종근宗筋이다. 종근은 성기를 의미한다. 또 사람 몸속에서 일을 할 때 혈액의 양을 많이 요구하는 기관이 있는데 바로 '눈'이다. 그래서 조금만 무리하면 눈이 쉽게 충혈되었던 경험이 있을 것이다. 무리하지 않고 일을 적당히 해야지 한꺼번에 많은 일을 해서는 안 된다는 의미다. 해낼 수 있더라도 과부하가 걸리면 언젠가 탈이 난다. 한꺼번에 두 가지 이상의 일을 해 과부하가 걸리지 않도록 몸 관리를 해야 한다.

금기라는 말은 나쁜 의미가 아니라, 우리가 매일매일 지내면서 잘 지켜지지 않는 일들을 하루의 금기, 한 달의 금기, 1년의 금기, 평생의 금기 등으로 나누어 제시하고 있는 것이다. 금기라는 의미는 그것을 지킴으로써 내가 어떤 변화를 일으킬 수 있다는 의미다. 내가 조금

씩 변화함으로써 내 몸에 큰 변화를 만들 수 있다는 것
이다.

이 네 가지의 양성금기를 잘 지키도록 해야 한다. 이
것은 누구나 다 알고 있지만 잘 안 되는 부분이기도 하
다. 이것을 잘 행했을 때 내가 굉장히 건장해질 수 있음
을 인지하고 노력해야 한다.

2 치심의 최고 처방

중화탕, 화기환

마음을 다스린다는 것이 얼마나 어려운 이야기인가? 인간이라는 존재가 자기 마음속에서 생겨나는 욕심과 잡념雜念을 없애기란 너무도 어려운 일이다. 고금을 막론하고 누구나 이러한 고민을 했고, 자기한테 다짐하는 의미뿐 아니라 다른 사람에게도 실천 방법을 제시한 사람이 여럿 있다. 『동의보감』은 의서임에도 불구하고 마음 다스리는 이야기를 언급하고 있는데, 마음이 잘 다스려지지 않으면 몸에서 병이 생기기 때문이다. 그래서 욕심을 없애는 것이 건강하게 살 수 있고 병을 없앨 수 있는 좋은 방법임을 강조하고 있다.

『동의보감·내경편·신형』의 「도로써 병을 치료한다」라는 글에는 "옛날의 신성한 의사들은 사람의 마음을 치료할 수 있어서 미리 질병에 걸리지 않도록 하였다. 그런데 요즘 의사들은 사람의 질병만 치료할 줄 알지 사람의 마음은 치료할 줄 모른다. 이것은 근본을 버리고 말단을 좇는 것이며, 원인을 찾지 않고 눈앞의 증상만 치료하여 병을 고치고자 하는 것이니 얼마나 어리석은 일인가? 비록 요행히 병이 나았다 해도 이것은 세속世俗의 저급한 의사들이나 하는 일이므로 믿을 바가 못 된다"라고 적혀 있다.

이 이야기는 허준이 명나라 태조 주원장朱元璋의 아들 구선臞仙의 말을 인용하여 '어떻게 내 마음을 잘 닦을 것인가?' 하는 것을 설명하는 것이다. 구선은 주원장의 열세 번째(일부 기록에는 열여섯 번째) 아들인 주권朱權의 호다. 주권이 중국 어느 지역의 왕 노릇을 하다가 도가에 귀의하여 자기 자신을 다스리는 방법을 연구하고 그 방법을 기술해서 책을 펴냈는데, 바로『구선활인심방臞仙活人心方』이다.『동의보감』에도 인용될 정도로 조선에서도 많이 읽힌 책이며, 특히 퇴계 이황은『활인심방』을 쓸 정도로『구선활인심방』을 열심히 읽은 인물이다.『구선활인심방』의 내용은 마음을 다스리기 위한 여러 가지 약물과 도인법導引法, 식이법食餌法 등으로 구성되어 있다.

여기에서는 『구선활인심방』 내용 중에서 마음 다스리기와 관련된 재미있는 처방處方 두 가지를 소개하고자 한다. 바로 중화탕中和湯과 화기환和氣丸이란 처방이다. 중화탕은 그 효능이 "의사가 다스리지 못하는 일체의 질병을 낫게 한다"라고 적혀 있다. 처방을 구성하는 약재는 자그마치 30가지다. 30가지의 약물이 무엇이냐하면 나쁜 일을 생각함이 없음, 좋은 일을 행함, 마음을 속이지 않음, 바른 행동을 함, 본분을 지킴, 질투하지 않음, 간교奸巧하게 속이는 마음을 없앰, 성실하도록 힘씀, 하늘의 도를 따름, 운명의 한계를 앎, 마음을 깨끗이 함, 욕심을 줄임, 참고 견딤, 부드럽고 온순하게 함, 겸손하고 온화하게 함, 만족함을 앎, 청렴하며 조심함, 어진 마음을 가짐, 절약하고 검소하게 함, 치우치지 않고 중도를 지킴, 살생을 경계함, 성냄을 경계함, 포악함을 경계함, 탐욕을 경계함, 근신謹愼하고 독실함, 기미機微를 알아차림, 보호하고 사랑함, 명예나 이익을 좇지 않음, 고요함에 머무름, 남몰래 도움이다.⁵ 이상의 30가지 약재를 잘 섞어서 사람 몸에 있는 물인 신수腎水에 담갔다가 사람 몸에 있는 불인 심화心火에 잘 끓여서 마시면 위에서 말한 효능을 볼 수 있다는 것이다. 인간이 지키기 힘든 그러나 지켜야 하는 행동양식을 유머러스하게 묘사한 구선의 기지機智를 엿볼 수 있는 대목이다.

다음은 화기환인데 화기환은 기운을 화평하게 하는 알약이다. 이 약의 효능은 "어른과 아이의 모든 기병氣病을 다스린다. 가슴이 답답하고 얼굴이 붉어지는 등 의술이 치료하지 못하는 여러 가지 기의 병을 다스린다"라고 적혀 있다. 이 약의 재료는 딱 한 가지밖에 없다. 그 한 가지 재료는 바로 '참을 인忍'이다. '참을 인'이라는 글자를 파자破字해 보면 '마음 위에 칼날이 놓여 있다'는 의미다. 칼날을 어떻게 다룰 것인지에 따라 그 결과가 너무나 극명하게 달라진다는 의미다. 물론 너무 참다 보면 병이 될 수도 있다. 그렇지만 우리가 세상을 살아가다 보면 참아서 병이 되는 것보다는 참지 못해서 문제가 일어나는 경우가 훨씬 많다. 참는다는 것은 꼭 화를 참는다는 것이 아니라, 욕구가 생겼을 때 그 욕구를 절제節制한다는 의미도 있다. 내 몸과 마음속에서 욕심이 생길 때 그것을 얼마나 잘 절제하느냐, 내가 흥분되고 화가 날 때 그 화를 얼마나 잘 가라앉히느냐가 굉장히 중요하다. 쉬운 일은 아니지만 그렇게 하려고 노력해야 한다. 안 참으면 나만 손해이기 때문에.

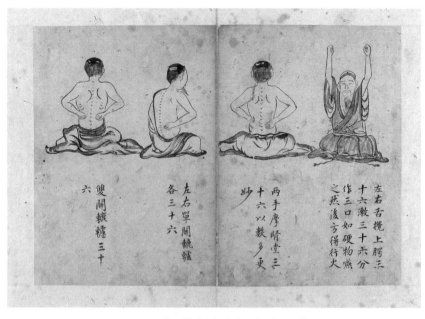

「구선활인심방」에 나오는 '도인도導引圖'(출처: 한국국학진흥원)

『구선활인심방』에 나오는 '중화탕'과 '화기환'이란 약의 의미를 잘 기억하자. 이 약은 한방의료기관에 가서 한의사의 도움을 받지 않아도 스스로 만들 수 있는 약이다. 집에서 가족들과 같이 만들어서 매일매일 복용하여 질병을 예방하는 것은 어떨까?

3 '방콕'만 할 것인가?

흐르는 물은 썩지 않고 문지도리는 좀먹지 않는다

코로나 정국이 오래되면서 사람들의 행동반경이 줄어들고 움직이지 않는 모습이다. 이른바 '방콕'의 시간이 점점 더 길어지고 있는데, 이것이 사람의 몸에 이로울 리가 없다. 『동의보감·내경편·기문』에는 이를 경계하는 「한가로우면 기가 막힌다」라는 글이 있다. 여기에서는 명나라 사람 구선의 말을 인용하여 "노권상勞倦傷은 아무 이유 없이 생길 때가 있다. 꼭 무거운 것을 들거나 가벼운 것을 잡고 하루 종일 힘쓴다고 해서 생기는 것이 아니라 한가한 사람에게서 이 병이 생길 때가 많다. 한가롭게 노는 사람은 몸을 움직여 기력氣力을 쓰는 때가 많지 않고, 배불리 먹고 나서 앉아 있거나 눕는다. 이렇게 하면 경락經絡이 통하지 않고 혈맥血脈이 막혀 노권상이 생긴다. 그래서 귀한 사람은 겉모습이 즐거워 보여도 마음은 힘이 들고, 천한 사람은 마음이 한가해도 겉모습은 힘들어 보인다. 천한 사람은 아무 때나 욕심을 채우고 금기해야 할 것을 알지 못하며 진수성찬을 먹은 뒤에 곧바로 드러눕는다. 그러므로 사람은 항상 힘을 써야 하되, 너무 피로할 때까지 일을 해서는 안 된다. 영위榮衛가 잘 흐르고 혈맥이 고르게 퍼지게 일하는 정도가 좋은 것이다. '흐르는 물은 썩지 않고 문지도리는 좀먹지 않는 것과 같다'라고 하였다"[6]며, 기체氣滯에 대하여 상세하게 설명하고 있다.

기라는 것이 무엇인가? 『동의보감·내경편·기문』에는 또 「몸의 지킴이가 돼서 몸의 바깥을 지킨다」[7]라는 글이 있는데, 지킴이 역할을 하는 이것을 위기衛氣라고 부른다. '기氣'라는 글자를 파자해 보면 '쌀 미米'라는 글자가 들어가 있다. 우리가 늘 이야기하는 기라는 것이 쌀의 기운, 즉 곡식의 정화精華임을 알 수 있다. 이러한 기는 쉬지 않고 몸의 안팎을 돌면서 생명을 영위하고 항상성을 유지시키는 근본 존재다. 그러기에 그 순환이 원활하지 못하고 맺히는 상황이 되면 위와 같은 병이 생기는 것이다. 그 병의 종류는 아주 다양한데 『동의보감』에

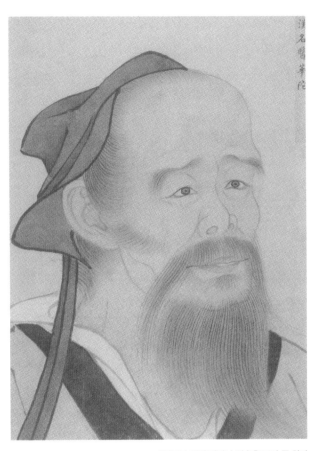

漢名醫華陀

『삼국지』에서 뛰어난 의술을 보여 준 화타

실려 있는 것만 해도 칠기七氣, 구기九氣, 중기中氣, 상기上氣, 하기下氣, 단기短氣, 소기少氣, 기통氣痛, 기역氣逆, 기울氣鬱 등이 있다. 이런 종류의 기병 중 우리가 가장 관심 있게 봐야 할 병이 바로 위에서 말한 기체다. '기일즉체氣逸則滯'라는 말은 '한가로우면 기가 막힌다'는 말이다.

이러한 현상을 사물에 빗대서 한 말이 '흐르는 물은 썩지 않고 문지도리는 좀먹지 않는 것과 같다'다. 이 말을 한 이가 바로 유명한 화타華佗다. 이 말의 의미는 운동을 지속적으로 계속 해야 한다는 것이다. 그래서 화타는 사람의 기가 몸에서 정체되는 것을 막기 위해서 오금희五禽戲라는 체조를 만들었다. 오금희는 다섯 가지 동물, 즉 호랑이, 사슴, 곰, 원숭이, 새의 움직임을 본떠 만든 기본 체조다. 비록 오금희는 아닐지라도 최소한의 운동은 반드시 하면서 살아야 한다. 아울러『동의보감·내경편·기문』에는 '기통이 처음 생겼을 때, 맵고 성질이 더운 약으로 뭉친 데를 헤쳐 주어라'라고 되어 있다. 세상이 힘들어지고 사람들의 살림살이가 팍팍해지면 매운 음식이 잘 팔린다고 한다. 스트레스를 많이 받았을 때 매운 음식을 먹으면 뭉치고 쌓이거나 올라가 있는 것을 해소解消시키는 데 도움이 된다는 의미다. 요즘 매

운 음식이 더 많이 등장하고 여기에 젊은 친구들이 열
광한다고 한다.『동의보감』의 가르침을 젊은이들이 배
우지도 않고 몸으로 먼저 알아버렸다는 사실이 안타깝
고 씁쓸하다.

4 바른 정치를 위한 바람

국회의원에게 대승기탕을

정치권이 시끄럽다. 정치권이 시끄럽지 않은 적이 없었지만 요즘은 그 정도가 심한 듯하다. 이러한 정치권의 모습을 보고 있으면 『동의보감·내경편·신문』의 「전광癲狂」에 나오는 구절이 떠오른다. "광狂이란 미친 것이다. 가벼울 때는 자기가 높은 사람이며 올바르다고 생각하며 노래하고 춤추기를 좋아한다. 심할 때는 옷을 벗고 뛰며 담을 넘고 지붕 위로 올라간다. 또 심할 때는 머리를 풀어헤치고 크게 소리를 지르며 물불을 가리지 않고 또 사람을 죽이려고 한다."[8]

많이 익숙한 장면이 아닌가? 동양에서 가장 이상적인 형태로 여기는 천원지방天圓地方[9]의 가치를 지닌, 우리가 국회의사당이라고 부르는 그 건물 안의 300여 명의 사람들이 자신들의 이익을 관철시키거나 상대방의 의견에 반대할 때 하는 행동과 똑같지 않은가? 공중부양을 하고 소리 지르면서 치고받고 물불을 가리지 않고 서로 삿대질과 욕지거리를 해대는 모습 말이다. 그렇게 막 싸우다가 밥은 또 같이 먹는 모습을 보이는데, 제정신이라면, 정상적인 사람이라면 그렇게 못하지 않을까?

『동의보감』에서는 광증狂症이 있는 사람을 치료하는 가장 좋은 방법을 제시하고 있는데, "크게 설사시켜 광증을 고친다大下愈狂"라고 말하고 있다. 설사시키는 약의 종류는 다양하지만, 그중에서 설사시키는 힘이 큰 대승기탕大承氣湯이라는 처방과 파두巴豆라는 약재가 대표적이다. 이것을 국회의원들한테 먹인다면 국회가 혹은 정치가 어느 정도 제대로 된 모습을 보이지 않을까.

요즘 사람들은 어느 정도의 광증을 누구나 다 가지고 있는 것 같다. 현대인들이 옛날 사람보다 왜 더 심할까? 『동의보감·내경편·신문』의 「전광」에는 "양陽이 왕성하기 때문에 가까운 사람과 먼 사람을 가리지 않고 함부로 말을 하고 욕을 한다"[10]라는 구절도 있다.

여기서 말하는 양이란 무엇인가? 욕심으로 인하여 내 몸속을 채운 물질적·정신적 잉여물이다. 우리가 살아가면서 우리의 몸에 들어오는 것과 나가는 것이 항상 균형을 이루는 삶을 산다면 아무런 걱정이 없겠지만, 많은 현대인은 인풋input이 훨씬 더 많은 삶을 살고 있다. 마구 집어넣으려고만 하고 있지 않은가? 음식물을 먹기도 많이 먹고, 온갖 지식도 섭렵하며, 욕심은 또 얼마나 많이 부리는가? 모두 가지려고만 하고, 그래서 인풋이 계속 많아지다 보니 양기陽氣가 왕성해지는 것이다. 그래서 미쳐 날뛰지 않을 수 없는지도 모른다. 내보내기가 잘되도록 해서 인풋과 아웃풋output이 균형 잡힌 그런 삶을 산다면 우리의 정신은 훨씬 건강해질 것이다.

5 탁해진 엔진 오일

담을 없애자

한의학에는 십병구담十病九痰이라는 용어가 있다. 열 가지 병이 있으면 그 가운데 아홉 가지는 담痰이 원인이라는 이야기다.

도대체 담이란 것이 무엇이길래 이런 이야기를 할까? 동양 학문에서는 의미를 파악하는 데 도움을 받기 위해 글자를 파자하기도 한다. 담痰 자를 파자하여 그 의미를 파악해 보자. '痰'은 병을 뜻하는 부수 글자인 '疒' 안에 '炎'이 있는 모양이다. 사람의 마음이 답답하면 마음 속에서 불[火]이라는 것이 생겨난다. 그 답답함이 계속되고 불이 더 심해지면 바로 불꽃[炎]이 생긴다. 이처럼 아무것도 없는 깨끗한 몸에 불꽃이 생겨 만들어진 병리적 산물이 바로 담이다.

사람 몸속에는 온몸을 움직일 때 도와주는 마치 기계 장치의 윤활유 작용을 하는 액체가 있다. 그 액체를 한의학에서는 진액津液이라고 한다. 사람의 마음이 답답하고 불이 나고 불꽃이 나는 현상이 계속되다 보니 진액이 졸아서 걸쭉해지고 더러워지고 탁해져 병리적 산물로 변하는데, 그것을 바로 담이라고 이야기하는 것이다. 옥편에서 '담'을 찾아보면 뜻이 '가래'라고 되어 있다. 담을 가래라고 해 버리면 의미를 너무 좁게 해석한 것이다. 더 포괄적인 의미로 걸쭉하고 탁한 액체라고 보면 된다. 담은 처음에는 맑은 형태였다가 나중에는 좀 딱딱해지는 형태로 바뀌기도 한다.

　그런데 이 담이라는 놈이 가만히 있으면 되는데, 앞에서 말한 것처럼 온몸에서 온갖 병을 일으킨다. 『동의보감』에는 담이 일으키는 온갖 병을 상세하게 적어 놓았다.

　『동의보감·내경편·담음』의 「왕은군王隱君[11]의 담에 관한 이론」이라는 글에는 "담증痰證은 옛날이나 지금이나 상세하지 못하다. 방서方書에 현음懸飮, 유음留飮, 지음支飮, 담음痰飮 등 여러 가지 음飮으로 구분하였지만 그 병의 근원을 알지는 못하였다. 그 증상은 두풍증頭風症이 있고 어지러우며 눈이 어둡고 귀가 운다. 혹 입과 눈이 떨리고 눈썹과 귓바퀴가 가렵다. 혹 팔다리로 풍이 옮겨 다니며 단단하게 붓기도 하고, 아픈 것 같기도 하고 아프지 않은 것 같기도 하다. 혹 치아나 뺨이 가렵고 아프며 잇몸이 부어올라 아프고 가려운 것이 일정하지 않다. 혹 트림을 하거나 탄산呑酸,[12] 조잡嘈雜[13]이 있거나 구역질과 딸꾹질을 한다. 혹 목구멍이 시원하지 않아 뱉지만 나오지 않고 삼켜도 내려가지 않는다. 색은 그을음 같고 형태는 낡은 솜이나 복숭아나무 진이나 가막조개의 살과 같다. 혹 명치에 얼음이 머물러 있는 듯하여 때때로 가슴이 차갑고 아프다. 혹 꿈에 기괴한 귀신의 모습이 나타난다. 혹 발목이 시리고 힘이 없으며 허리와 등이 갑자기 아프다. 혹 사지의 관절에 열이 나고 아픈데 일정한 곳이 없으며, 심지어 손까지 마비되고 팔이 아파서 접질린 것 같다. 혹 척추에 늘 손바닥 크기만큼 얼음이 있는 것처럼 차고 아픈 곳이 있다. 혹 전신이 스멀스멀 벌레가 기어 다니는 것 같다. 혹 눈자위가 껄끄럽고 가려우며, 입과 혀가 짓무르며, 심하면 목구멍이 막히는 등의 증상이 생긴다. 또 목덜미 주위로 멍울이 생겨 나력瘰癧[14] 비슷하나 나력은 아니다. 혹 가슴과 배

사이에 두 가지 기운이 만나 얽히는 것 같아, 목이 메고 답답하기도 하고 연기가 위로 치받는 것같이 머리와 얼굴이 달아오른다. 혹 정신이 나가거나 전광이 된다. 혹 중풍으로 반신불수가 된다. 혹 노채勞瘵[15]를 오래 앓는다. 혹 풍비風痺나 각기脚氣의 증후가 보인다. 혹 명치가 두근거리거나 다른 사람이 잡으러 올 것처럼 놀라서 가슴이 두근거린다. 혹 숨이 차고 기침을 하며 구토한다. 혹 냉연冷涎이나 퍼런 물이나 검은 즙 같은 것을 토하며, 심하면 폐옹肺癰이 되거나 장독腸毒으로 고름이 있는 똥을 싸거나 경련으로 다리를 절기도 한다. 이처럼 안팎으로 생기는 질병이 매우 많지만 그 원인은 모두 담이 있기 때문이다. 진액이 뭉치면 담이 되고 음飮이 된다. 이것이 상초로 솟아오르면 입과 목구멍이 마르고, 아래로 흘러 내려오면 대소변이 막히며, 얼굴이 마른 뼈 같고 모발이 건조해진다. 부인이면 월경이 나오지 않게 되고, 소아면 경간驚癎, 축닉搐搦[16]이 된다"[17]라고 왕은군이라는 원나라 때 의사의 이야기를 인용해서 설명하고 있다.

정말 엄청나지 않은가? 머리끝부터 발끝까지 남녀노소를 가리지 않고 담은 온몸을 돌아다니면서 많은 병을 일으킨다. 몇 가지만 살펴보자.

痰涎飲三者不同

痰者津液之異名也。日痰日涎，人之所飲，又有一養，而有理。

公殊之，痰飲惟家飲之生於病，不可市為。者隨氣上浮客肺壅嗽而不發動者。者隨氣上溢口角流出而禁發動者。

此迤則也，胃家飲之生病，不為嘔而嘔吐。心胕而成。水熟之則津，飲熏蒸而從。

痰飲分清濁

名也，於心下，人惟水穀之津液，熏蒸而異。痰涎者因火而炎，致熏病於脅間，故也熱而成水之津飲同出而異。

痰者因飲為形飲水稠水濁飲款色而清痰。故痰飲者因飲於經飲形稠水濁飲款色而清痰。

水者能不溢於膀胱成痰病。

古之方痰飲，其證一今人未詳方書，雖有懸飲支飲或留飲或痰飲。謂之痰飲，飲諸古今之異而莫知其為病之源。

王隱君痰論

痰者因此或致病灼矣。或故心胕而知。

風眩草風目唇耳鳴痛或口痛眼或蠕動齒眉稜痠耳輪癢床疼癢涇或頭疼。

四肢逆冷為嘔噎嗌喉庳疼床涇或。

腫咳而之痛不出嗌之或不覺下氣色石如酸嘈辣形如嗽或黎咽嗌膠不。

「동의보감」의 「왕은군의 담에 관한 이론」. 한국학중앙연구원 장서각 소장 자료(출처: 디지털 장서각 http://jsg.aks.ac.kr/)

목구멍에 무엇이 있는 것 같은데 뱉어도 나오지 않고 삼켜도 넘어가지 않는 이런 것을 매핵기梅核氣라고 한다. 매실의 씨 같은 크기의 담이 목 안에 딱 맺혀서 아무리 뱉으려고 노력해도 안 뱉어지는 그런 것이다. 그러한 것을 담결痰結이라고 표현하기도 한다.

그다음에 담음유주증痰飲流注症이라는 것도 나온다. 가슴과 등, 팔과 다리, 허리와 사타구니가 갑자기 참을 수 없을 정도로 아프고 연달아 근골이 땅기면서 아파서 앉으나 누우나 편안하지 못한 증상이다. 말 그대로 담이 일정한 곳이 없이 왔다 갔다 하기 때문에 나타나는 증상이다. 이러한 경우를 많이 경험한다. 예를 하나 들어보자. 운전 중 정차하고 있는 내 차를 뒤차가 들이받는 추돌사고가 났다. 목이 살짝 뒤로 젖혀지고, 머리가 헤드레스트에 가볍게 부딪히기는 했지만 크게 이상이 없어 보험사에 연락하고 사고 운전자와는 헤어졌다. 그런데 다음 날 아침에 일어났는데 몸이 너무 아프다. 병원에 가서 각종 검사를 해본다. 검사를 했을 때 내 몸에 어떤 물리적인 손상이 생긴 결과가 나와야지 맘이 편할 텐데 다 정상이라고 한다. 하지만 나는 너무 아프다. 그러면 가해자는 나를 굉장히 나쁜 사람으로 몰아갈 수 있다. 아프지도 않으면서 왜 그러냐는 식으로 서로 오해가 생길 수 있다. 온몸을 돌아다니면서 아픈데 그것이 눈에 보이지 않으니 미칠 노릇이다. 이런 병리적 현상을 가장 잘 설명해 줄 수 있는 것이 한의학에서 말하는 담이라는 것이다. 이처럼 순간적으로 놀라서 생긴 담을 경담驚痰이라고 한다. 한약 처방 중에 공연단控涎丹[18]이라는 약을 먹으면 대변이 시원하게 나오면서 통증이 소실되는 병이다.

담음의 종류를 몇 가지로 나누었지만 결국은 담이 오래되면 점점 덩어리지고 딱딱해지기까지 하는데, 그것을 담괴痰塊라는 단어로 표현하고 있다. 요즘 일반인도 병원에 가서 건강검진을 받으면 용종茸腫이 있다는 소리를 간혹 듣는다. 용종이 바로 담괴다. 더 쉬운 말로 하면 물혹이라고 한다. 눈으로 보았으니 겁이 나고 수술을 해서 제거하자는 제의를 받으면 거절할 수 없다. 눈에 보이는 덩어리 형태를 띠고 있지만 담으로부터 비롯된 것이기 때문에 담을 없애는 방법을 쓰면 없어진다. 나중에 보면 용종이 아주 작아지거나 없어지는 그런 경우도 많아 의사도 환자도 의아해하는 경우가 많다.

일반인도 바로 '저 사람 몸에 담이 많구나' 하고 알아

챌 수 있는 부위가 있다. 바로 다크서클_{dark circle}이다. 대체로 체내에 담이 있는 경우에는 눈 주위가 검다. 약간 뚱뚱하고, 비습_{肥濕}한 사람의 경우 몸에 담이 엄청 많은데 눈 밑에 다크서클이 심한 사람이 많다. 다크서클을 몸에 담이 있는 징후로 판단을 할 수 있다. 담이 심한 경우 광증과 비슷한 증상으로 나타나기도 하는데, 그럴 경우 사수_{邪祟}라는 병과 혼동하지 말라는 이야기까지 하고 있다.

그럼 담은 어떻게 치료해야 할까? 『동의보감·내경편·담음』「담음 치료법」이라는 글에서는 "비토_{脾土}를 튼튼하게 하고 비습_{脾濕}을 말리는 것이 근본을 치료하는 방법이다. 담을 치료할 때는 우선 기를 순조롭게 한[順氣] 후에 나누어서 보내야[分導] 한다"[19]라고 설명하고 있다.

글의 첫머리에서 담이 생기는 원인을 이야기했다. 답답해서 생기고 무엇인가가 쌓여서 생긴다고 했다. 그래서 열이 나서 생기는 거고, 몸 안에서 소통이 잘 해결이 안 되어서 생긴다. 치법은 당연히 잘 소통시키면 된다. 순기, 행기_{行氣}시켜서 기운을 잘 돌게 하는 것이 중요한 요소다. 비장과 위장을 잘 다스리는 조리비위_{調理脾胃}라는 표현을 쓰기도 하지만 기가 순조롭게 흐르면 담음과 같은 비생리적인 액체는 저절로 소멸된다. 정말 담이 많이 생겼을 때는 토吐하게 해서 담을 뱉어내는 방법도 좋은 방법일 수도 있다. 현대인에게 이 방법을 쓰기는 쉽지 않을 것이다.

한의학에서 질병이 생기는 메커니즘을 설명할 때 인간이라는 동물이 다른 동물과 구별되는 것이 있다고 이야기한다. '心'이라고 쓰고 마음이라고 읽는 혈액을 펌핑만 하는 것이 아닌 심장이 있는데, 이 마음이라는 것이 답답해지면 몸에서 불이 난다. 저 불이 계속 쌓이면 그렇게 해서 만들어지는 비생리적인 액체가 바로 담이라는 것이다. 저런 놈이 점점 더 많이 쌓이고, 나중에는 아주 단단한 신생물新生物을 만들어 낸다.

내 마음을 답답하게 하여 졸이지 말아야 하며 내 몸의 엔진오일은 늘 깨끗하고 맑은 상태로 유지될 수 있도록 노력하자.

6 사소한 일에 성내지 말자,
깔끔 떨지 말자

간은 생기를 발하는 곳

TV, 신문 등 언론매체의 광고에 영양제를 비롯한 약물이나 건강보조식품이 너무 많이 등장해서 어떨 때는 광고가 공해처럼 느껴지기도 한다. 그중에서도 '간', '피로회복' 등의 키워드가 눈에 많이 띈다. 사람들이 그만큼 중요하게 생각하기 때문이리라. 서양의학에서는 '간'을 해독작용을 하는 장기로 이해하고 있다.

『동의보감』의 인식은 이와는 조금 다르다. 이에 대해 살펴보자. 한의학에서는 간肝은 생기生氣를 낳는 곳이라고 하여 간장을 생기를 발생시키는 곳으로 이해한다. 이러한 간장의 모습을 『동의보감』에서는 어떻게 묘사하고 있을까? 『동의보감·내경편·간장』의 「간의 형상」에서

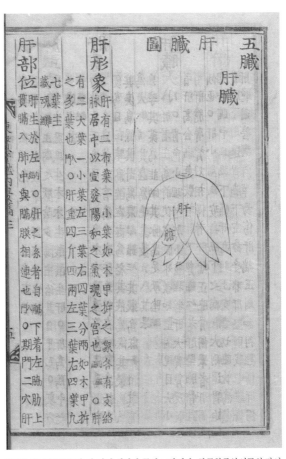

五臟
肝臟

肝臟圖

肝膽

肝形象
脈居中以宣發陽和之氣魂之宮也 肝有二布葉一小葉如木甲拆之象各有支絡 肝之有多葉也肝一小肝重四斤四兩左三葉右四左四葉三葉右四葉九

肝部位
貫膈入肺中○與膈膜相連者也自膈○下着脊期門二穴肝上 肝生於左 肝之爲藏七葉雜主藏魂

『동의보감』의 '간장도'. 막 피기 시작한 꽃의 모양이다. 한국학중앙연구원 장서각 소장 자료(출처: 디지털 장서각 http://jsg.aks.ac.kr/)

"간에는 2개의 퍼진 잎과 1개의 작은 잎이 있어 초목의 싹이 트는 모양과 같다. 각각의 잎에는 낙맥의 줄기가 가운데에 있어서 '화평한 양의 기운[陽和之氣]'을 퍼뜨린다. 간은 혼魂을 간직하는 기관이다"[20]라고 묘사하고 있다.

앞의 그림에서 보는 것처럼 간을 막 피기 시작한 꽃이 엎어져 있는 형태로 그려 놓았다. 뭔가 막 피기 시작하는, 싹이 새로 돋아나려고 하는, 새봄에 나무에서 순이 나오고, 땅바닥에서 뭔가 싹이 돋아나는 등 그런 느낌의 역할을 몸 안에서 간이라는 장기가 하고 있다. 그것을 생발지기生發之氣라고도 하고 추동推動한다고 표현하기도 한다. 간의 기운이 왕성할 때는 봄철에 사람들이 가지고 있는 에너지 넘치는 모습을 드러내게 하고, 간의 기운이 약하면 몸에서 그런 기능이 잘 드러나지 않는다고 이야기할 수 있다. 한의학에서는 오행五行이라는 대표적인 지표로 사물을 엮어서 표현하는데, 간과 함께 분류되는 것들을 살펴보면 간의 성질을 이해하는 데 도움이 된다.

간은 오행 중에서 목木에 해당되는 장기다. 그래서 목으로 분류되는 여러 가지 것과 함께 엮어진다. 천간天干 중에서는 갑甲과 을乙이 목이다. 간이 주간하는 날짜는 갑일과 을일이 된다. 간이 주관하는 계절은 봄이고, 방향은 동쪽이다. 간과 함께 분류되는 사물에는 바람과 나무, 몸에서는 힘줄, 색깔로는 푸른색, 소리는 각角, 얼굴에서는 눈, 맛은 신맛, 감정은 성내는 것, 몸에서 나오는 액체 중에서는 눈물, 『주역周易』의 괘상 중에서는 진괘震卦, 숫자로는 3, 8 등 이런 식으로 매치시킬 수 있다.

간이 하는 일이 무엇인가? 피로회복? 틀린 이야기는 아니다. 해독작용이라고 많이 들어 보았을 것이다. 그것보다는 좀 더 포괄적인 개념으로 한의학에서는 소설疏泄이라는 용어를 쓴다. 소설은 막힌 것을 소통시키고 엉겨 있는 것을 내보내는 기능을 말한다. 간이 안 좋으면 겉으로 표시가 나거나 몸 안에서 느껴지는 증상이 있다. 『동의보감·내경편·간장』「간병증」에서는 "외증은 깔끔떠는 것을 좋아하고 얼굴이 푸르며 자주 성을 내는 것이다. 내증은 배꼽 왼쪽에 동기動氣가 있고 누르면 단단하거나 통증이 있는 것이다"[21]라고 외증과 내증을 설명하고 있다.

'간병외증'이라고 해서 간병이 생기면 겉으로 드러나는 현상이 있는데, '선결善潔, 면청面靑, 선노善怒'라고 한다. 여기서의 선善 자는 다 알다시피 착할 선이다. 착하다는 의미도 있지만 한문 문장에서는 '잘~ 한다'라는 부정적인 의미의 조동사 역할을 한다. 어릴 때 어떤 잘못을 하면 어머니가 "잘~ 했다"라고 하는 말을 들어보았을 것이다. 그 말이 칭찬이 아님을 잘 알고 있지 않은가? 좋은 의미보다는 부정적인 의미가 더 강하다는 것을 모르는 사람은 없을 것이다. 결潔 자는 깨끗하다, 청소한다는 뜻이다. '선결'이라고 하면 청소를 잘한다가 되어야 하는데 그런 말이 아니라 깔끔 떤다는 의미다. 책상 위에 책과 노트와 필기구가 각을 맞추고 정렬해 있어야 한다는 것이다. 물론, 보기에는 좋다. 하지만 꼭 그렇게 되어 있어야 공부가 잘되는 것은 아니지 않은가? 흐트려 놓고 써도 생활하는 데 아무런 문제가 없는데, 항상 정리정돈을 해야 하는 사람들이 있다. 양치질을 할 때 치약을 반드시 꽁무니부터 짜서 쓰지 않아도 되지 않는가? 군대 내무반의 관물대처럼 옷들이 각을 잡고 있을 필요는 없는데, 그렇게 해야 직성이 풀리는 것이다. 선결이라는 의미가 그런 의미다. 결벽증까지는 아니더라도 주변 사람이 조금 피곤해지는 것은 사실이다. 몸이 정상적일 때는 본인이 정리를 하면 된다. 그런데 몸이 안 좋아지면, 간이 안 좋아지면, 이것을 할 수 없다. 그러면 더 힘들어진다. 그리고 더욱더 거기에 집착하게 된다. 만약 그런 사람이 주변에 있다면 그 사람의 '간이 건강한 상태가 아니구나'라고 생각하면 된다.

다음은 면청이다. 얼굴이 푸른빛을 띤다는 것이다. 푸를 청靑 자를 블루blue와 똑같다고 생각하면 안 된다. 만화영화 스머프의 얼굴 색깔이 아니라 그런 기운이 느껴진다는 의미다. 한자로 표현된 색깔을 영어와 매치시키면 느낌이 많이 다른데, 이를 어떻게 해야 할까? 황토방의 황토는 개나리색이 아니지 않은가? 제대로 된 한자 교육의 부재가 아쉽다.

그다음은 선노, 즉 성을 잘 낸다는 것이다. 별일 아닌데 막 성을 낸다. 불의不義에 화를 내는 것이 아니라 진짜 이해가 안 되는 상황에서 화를 낸다면 '간이 안 좋은 사람이구나' 이렇게 이해하면 된다. 선결, 면청, 선노 이것이 간병이 생겼을 때 겉으로 드러나는 증상이다. 속으로 드러나는 증상은 배꼽의 왼쪽에 맥박이 뛰는 듯한 느낌과 눌렀을 때 통증이 있다는 것이다. 간이라는 장기가 가진 의미가 서양의학에서 말하는 것과 많이 다르고 생소하게 느낄 수도 있다.

간의 건강을 위하여 조금은 흐트러지게 살아도 되지 않을까?

7 리더의 중요성

심장이 튼튼해야 온몸이 건강하다

사람 몸속의 오장육부 가운데 중요하지 않은 장기가 있겠냐마는 한의학에서는 그중에서도 심장心臟을 가장 중요한 장기로 꼽고 있다. 심장은 사람이 세상에 나오기 전부터 뛰기 시작하여 죽을 때까지 계속 움직이는 장기니 당연히 중요하겠지만, 한의학적 관점은 조금 다른 면이 있다.

『동의보감·내경편·신형』의 「한 사람의 몸은 한 국가와 같다」라는 글에는 "심은 군주에 해당하는 기관으로 신명神明이 나온다"[22]라고 하여 심장을 한 국가의 임금에 비유하고 있다.

이러한 심장의 모습을 『동의보감』에서는 어떻게 묘사하고 있을까? 『동의보감·내경편·심장』의 「심의 형상」에는 "매우 지혜로운 사람은 심장에 7개의 구멍과 3개의 털이 있고, 지혜로운 사람은 심장에 5개의 구멍과 2개의 털이 있으며, 약간 지혜로운 사람은 심장에 3개의 구멍과 1개의 털이 있다. 보통 사람은 심장에 2개의 구멍이 있으나 털은 없으며, 어리석은 사람은 심장에 1개의 구멍이 있고, 가장 어리석은 사람은 심장에 아주 작은 1개의 구멍이 있으며, 구멍이 없으면 신神이 출입할 문이 없는 것이다"[23]로 묘사하고 있다. 심장에 털과 구멍이라니? 『동의보감』은 일반적인 상식과는 전혀 부합되지 않는 이야기를 왜 하고 있을까?

한의학에서는 인간의 정신작용과 관계되는 신명, 신 혹은 지혜라는 것이 뇌가 아니라 심장에서 나오거나 출입한다고 생각한다. 그러기에 그런 것들이 출입하는 통로channel가 되는 구멍이 많으면 많을수록 좋다고 생각한 것이다. 또한 그 통로가 담이라는 병리적 물질로 막히는 현상을 담미심규痰迷心竅라고 하는데, 이는 사람이 정신을 잃고 쓰러지는 중풍이나 정신 활동이 원활하지 못한 현상을 포괄적으로 이르는 용어다. 심장이라는 장기가 이렇듯 사람의 정신 활동과 밀접한 관련이 있기에 군주지관君主之官이라고 부르며 몸속에서 가장 중요한 장기로 여기는 것이다. 가정과 같은 작은 조직이든 국가와 같은 큰 조직이든 조직을 이끄는 리더의 중요성은 아무리 강조해도 지나치지 않다. 심장은 임금과 같은 장기인데, 신이 드나드는 심장의 구멍이 담으로 가득 찬 상태가 된다면 심각한 일 아니겠는가?

『동의보감·내경편·심장』의「심병증」에는 담미심규와 같은 원인으로 인하여 심장에 병이 생겼을 때 나타나는 증상이 설명되어 있다. 외증과 내증으로 구분하여 "겉으로 드러나는 증상은 얼굴이 붉고 입이 마르며 잘 웃는다. 속으로 나타나는 증상은 배꼽 위에 동기動氣가 있고 누르면 단단하거나 통증이 있다. 또 심병이 들면 가슴이 답답하고 오목가슴 부위가 아프며 손바닥 가운데에서 열이 나고 헛구역질을 한다"24와 같이 설명하고 있다.

얼굴이 붉고, 입이 잘 말라 입 주위에 게거품 같은 것이 생기거나, 실없이 배시시 웃는 등의 외증은 후유증을 앓는 중풍 환자들의 공통적인 모습과 비슷하다. 가슴이 답답하고 오목가슴 부위가 아픈 등의 내증은 심근경색의 증상과 유사하다. 현대인들에게 가장 두려운 병인 뇌혈관 질환과 심혈관 질환을 한의학에서는 심장의 병으로 간주하여 보고 있는 것이다.

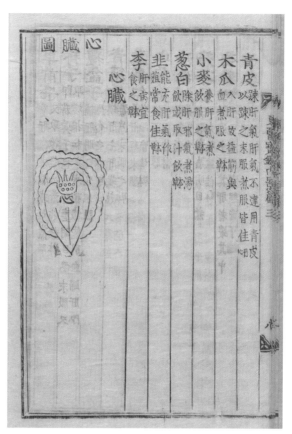

『동의보감』의 '심장도'. 심장에 7개의 구멍과 3개의 털이 있다. 한국학중앙연구원 장서각 소장 자료(출처: 디지털 장서각 http://jsg.aks.ac.kr/)

이와 같은 심장의 병증을 치료하는 좋은 약재로는 어떤 것이 있을까? 대표적인 한 가지만 알아보자. 시험을 보거나 취직을 위한 면접 등을 위하여 떨리는 마음을 진정시킬 때 '우황청심원牛黃淸心元'을 먹어 본 경험이 있을 것이다. 이 약은 금박으로 싸여 있다. 왜 그럴까? 금박을 입히는 이유는 물론 보존을 위한 목적도 있지만 바로 금박이 가지고 있는 약성 때문이다. 『동의보감』에서 금박과 은박은 '모두 진심鎭心시키는 효능'이 있다고 했다. '진鎭' 자는 가라앉힌다는 뜻으로 흥분한 마음을 진정시킨다는 의미다. 이러한 이유로 심장과 관련된 병을 치료하는 대표적인 약인 우황청심원에 금박을 입히는 것이다.

서양의학에서 정신의 문제를 뇌腦를 중심으로 하는 것과는 달리 한의학에서는 심장이 신의 통로로 기능한다고 생각하고 있다. 우리는 '심장에 털 난 사람'이라는 표현을 흔히 비양심적이고 정신이 올바르지 못한 사람을 비난할 때 쓴다. 그런데 『동의보감』의 설명대로라면 '심장에 털이 난 사람'은 정신이 올바르고 지혜가 뛰어나며 냉철한 판단력을 지닌 리더를 칭할 때 사용해야 하지 않을까?

8 공생해야 하는 우리들의 삶

나는 숙주일까? 기생충일까?

최근에 제주도에 여행을 가면서 눈에 띈 명칭이 바로 '오름'이다. 제주도 한라산 기슭에 분포하는 소형 화산체를 이르는 제주도 방언이다. 중고등학교를 다닐 때, 지구과학 시간에는 기생화산寄生火山이라고 배웠던 것 같은데, 명칭의 어감 때문에 바꿔 부르나 하는 엉뚱한 생각도 해봤다.

우리 몸에도 우리 몸에 기생해서 사는 존재가 있으니 바로 기생충寄生蟲이다.『동의보감』에도 기생충에 대한 이야기가 나오는데, 우리가 일반적으로 생각하는 것과는 다르게 언급하고 있어 한 번 살펴보고자 한다.

『동의보감』은 내경편에서 오장육부五臟六腑를 서술한 다음 마지막에 '충'을 다루었다. 우리 몸속에 있는 장기와 함께 충을 이야기하다니 의아하지 않은가?

『동의보감·내경편·충』의 「삼시충三尸蟲」이라는 글에서 "『중황경中黃經』에 '첫째는 상충上蟲으로 뇌 속에 있고, 둘째는 중충中蟲으로 명당明堂에 있으며, 셋째는 하충下蟲으로 뱃속에 있다. 이것들을 팽거彭居, 팽질彭質, 팽교彭矯라고 한다'라 하였다. 충은 사람이 도道에 나아가는 것을 싫어하고 뜻을 버리는 것을 좋아한다. 상전上田은 원신元神이 있는 궁宮으로 사람은 이 관문을 열 수 없다. 시충尸蟲이 여기에 살기 때문에 생사윤회가 끝없이 반복되는 것이다. 만약 이 원신을 장악하여 본궁本宮에 머무르게 하면 시충은 자멸하고 진식眞息이 저절로 안정될 것이다. 이른바 '한 구멍이 열리면 모든 구멍이 일제히 열리고, 큰 관문이 통하면 뼈마디가 모두 통한다'는 것이니 천진天眞의 기운이 내려오면 신령스럽지 않은 신이 신묘神妙하게 되는 것이다"[25]라고 하여 이해하기 어렵게 설명하고 있다.

허준은 왜 몸 안에 있는 장부 이야기를 하다가 '충'을 같은 카테고리에 넣고 이야기하려고 했을까? 혹자는 『동의보감』이라는 텍스트가 '도교의 영향을 많이 받았기 때문에 삼시충의 이야기를 실어 놓았다'라고 이야기

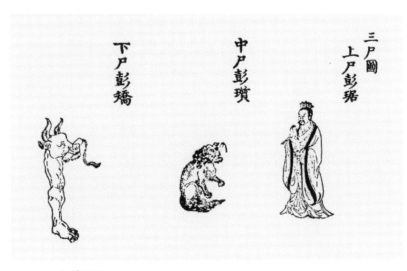

三尸圖
上尸彭琚
中尸彭瓆
下尸彭矯

삼시충의 모습

한다. 특정 종교의 영향을 받았다고 하더라도 책을 만든
사람이 이렇게 구성한 데에는 분명히 전달하려는 메시
지가 있었을 것이다. 그것은 과연 무엇일까? 바로 공생
共生이다.

　물론 몸에 있는 충蟲이니 이로움보다는 해로움이 더
많을 것이다. 해로움을 끼치는 존재도 같이 공생해야
하는 존재로 인식했기 때문에 몸 안에 있는 것으로 포
함시켜 서술한 것이다. 삼시충이란 세 가지 시충이 사

람이 태어날 때부터 몸의 세 곳에 머물면서 인간이 하늘로부터 받은 생명을 갉아먹는 존재라고 분명히 말하고 있다.

그럼 이 충은 왜 생길까? 민물생선이나 익혀 먹지 않은 육류 때문에 생긴다고 알고 있다. 『동의보감』에서 이해하는 충의 원인도 대체로 이와 같다. 음식 섭생攝生을 잘못했기 때문에 생긴다고 본다. 몸에서 충 때문에 어떤 병이 생기면 나타나는 증상을 회궐蛔厥이라고 한다. 회궐이란 음식을 먹으면 구역질이 나며 답답해하고 회충을 토하는 증상이다.

필자가 초등학교를 다닐 때에는 정기적으로 채변 검사를 했다. 대변을 받아다가 검사해서 회충이 발견되면 구충제를 받아먹었다. 한 친구의 대변을 여러 명이 같이 제출하는 바람에 같은 대변을 넣은 친구들이 다 같이 구충제를 먹는 웃지 못할 촌극이 벌어지기도 했다.

충병 중에 노채勞瘵라는 독특한 명칭을 가진 병이 있다. 폐에 있는 충에 의해 생긴다는 이 병의 증상은 열이 나고 식은땀을 흘리며 피를 토하고 가래가 끓으며 정이 나오고 설사를 하는 등이다. 요즘의 결핵結核과 비슷하다. 결핵은 굉장히 지쳐서 생기는 병으로 폐에 생기는 경우가 많아 사람들은 폐결핵을 가장 많이 알고 있다. 몸을 많이 써서 피곤한 상태에서 노채충이 병을 일으킨다는 메커니즘이다. 노채충은 혈기가 왕성해지기 전인 소년 시절 주색酒色에 상해서 그 열독熱毒이 몰리고 뭉쳐서 걸린다고 한다.

　노채를 비롯한 충병을 치료하기 위한 진단 및 치료법 중『동의보감』에 나와 있는 몇 가지를 살펴보자. 노채증을 진단하는 방법으로는 안식향安息香과 유향乳香이라는 약재를 이용하는 것이 있다. 안식향을 태워 환자의 반응을 보는 것으로 환자가 이 연기를 마셨을 때 기침을 하면 노채증으로 진단한다. 둘째는 유향을 태워 환자의 손을 비단으로 덮은 상태에서 쐬어 반응을 보는 것이다. 한참 동안 쐬었을 때 손등에 길이가 1치 정도 되는 털이 나오면 노채증으로 진단한다. 안식향과 유향은 모두 나무의 수지樹脂를 채취해서 딱딱하게 말린 약재다. 어떻게 치료할 것인가에 대해서도 나와 있는데 치료하는 방법은 결핵 환자처럼 잘 먹어야 한다는 것이다. 치료하는 처방 가운데 경옥고瓊玉膏라는 약이 있다. 노채를 치료할 때는 충을 없애거나 혈을 북돋아 주고 기를 보하며 원기를 든든하게 하는 약을 써야 한다.『동의보감』의 여러 처방 중에서 제일 처음 나오는 약이 바로 경옥고다.

치료와 관련해서 마지막으로 『동의보감·내경편·충』의 「여러 가지 충을 치료하는 약」에 나와 있는 이야기를 소개하겠다. 여기서는 "충을 잡기 위해 약을 만들 때는 소리 내지 말고 말하지 말아야 한다. 이와 같이 약을 만들면 충이 곧 나오는 것을 경험하였다"[26]라고 요즘은 믿기 힘든 이야기를 하고 있다. 충에 귀가 있다는 이야기를 하고 있는 것이다. 아울러 충을 치료할 때는 단맛이 나는 감초甘草를 쓰는 것을 절대 금한다고도 말한다.

세균학에서도 인간의 몸에 같이 있어야 하는 균이 있다고 이야기하고 있다. 상재균常在菌, resident flora이라고 하는데, 주로 사람의 신체에 존재하는 미생물(세균) 가운데, 많은 사람이 공유하며 병원성이 없는 것을 가리킨다. 상재균의 종류는 다양하고 지역적 환경이나 생활습관 및 신체 부위에 따라 차이가 있다. 신체에 특별히 유익하다거나 모든 인간이 가지고 있는 균이라는 의미는 아니다. 기본적으로 사람의 건강에 영향을 주지 않고 공생관계에 있는 것을 가리키지만, 면역력 저하로 인한 기회감염을 유발하기도 한다. 이와 반대로,

정착하여 증식하는 것으로, 침입한 병원성 미생물의 번식을 억제하고 발병을 방지하는 효과가 있다고 여겨지고 있다. 실제로 강력한 항생제 사용 등으로 상재균이 극단적으로 감소하면, 다른 세균이나 곰팡이 등이 폭발적으로 번식하면서 병원성을 보인 사례가 있다.

재미있지 않은가? 균이든 충이든 인간의 몸에 인간과 공생하는 뭔가가 있다는 생각을 고래古來로부터 해왔다는 사실이.

몇 년 전에 〈기생충〉이라는 영화가 개봉하여 히트를 쳤다. 외국 유수의 영화제에서 상도 많이 받았다. 그런데 영화를 보고 불편했던 사람이 많은 것 같았다. 우리 사회의 민낯을 너무 적나라하게 드러내서일까? 그 영화에 나오는 많은 사람을 선악으로 재단할 수는 없을 것이다. 우리 몸에 있는 충이나 균도 어차피 같이 가야 하는 존재다. 해롭다고 인식되어 모조리 박멸하는 순간 인간이란 존재도 없어져 버리니 말이다. '기생체와 숙주의 조화로운 공존'이라는 모순된 상황을 우리가 만들어 나가야 한다. 필자 또한 누군가에게는 숙주면서 누군가에게는 기생체인 그런 인생을 살고 있다. 사람은 영원히 숙주로만도, 언제까지 기생체로만도 살 수 없다. 허준이

『동의보감』을 서술하면서 오장육부의 뒤쪽에 우리 몸에 존재하는 것으로 '충'을 서술한 의미를 다시 한 번 곱씹어 볼 일이다.

9 바나나똥을 누어 본 지가 언제인가?

비데의 역설

최근 대장암 환자가 늘고 있다. 식생활이 나빠서라고 쉽게 이야기한다. 사람이 건강하려면 잘 먹고, 잘 자고, 잘 싸고 이 세 가지가 잘 되어야 한다. 앞의 둘은 엄청 신경 쓰면서, 마지막의 것은 별로 신경 쓰지 않는 것이 아닐까?

아이들이 어릴 때 모유만 먹는데도 뒤처리를 해 줄 필요조차 없는 바나나 같은 똥을 누는 것을 보고 부러워했던 기억이 있을 것이다. 갓 태어나서는 액체만 먹어도 가능했던 일을 나이가 들어서는 왜 하지 못하는 것일까? 왜 화장실에서 볼일을 보고 나면 비데를 써야만 하는 상황이 되어 버렸을까?

『동의보감』은 사람의 배설물로도 건강 상태를 해석

할 수 있다고 하여 중요하게 다루고 있다.『동의보감·
내경편·대변』의「대변병의 원인」이라는 글에서 "적풍
賊風과 허사虛邪는 양에서 받고, 음식을 절제하지 못하고
생활에 절도가 없는 것은 음에서 받는다. 양에서 받으
면 육부六腑로 들어가고 음에서 받으면 오장五臟으로 들
어간다. 육부로 들어가면 몸에서 열이 나고 제때에 잠자
리에 들지 못하며 위로는 숨이 찬다. 오장으로 들어가면
배가 불러 올라 막히고 아래는 소화되지 않은 것이 그
대로 대변으로 나오며, 오래되면 장벽腸澼(장벽은 이질이
다)이 된다"[27]라고 대변의 문제가 되는 상황을 설명하고
있다.

한의학에서는 대변이 만들어지는 대장을 전도지관傳
導之官이라 하여 소화된 찌꺼기를 만드는 장기로 묘사하
는데, 그 찌꺼기가 바로 대변이다. 대변병은 왜 생길까?
여러 가지 원인 중에서 물론 내부적인 원인이 많겠지
만,『동의보감』에서는 외부적인 요인도 대변병의 원인
이 될 수 있다는 이야기를 하고 있다.

대변의 상태를 보면 몸의 상태를 파악할 수 있는데,
일반인들은 대수롭지 않게 여기거나 그냥 다 정상이라
고 생각하기 쉽다. 그래서 조선시대 임금님 이야기를 하

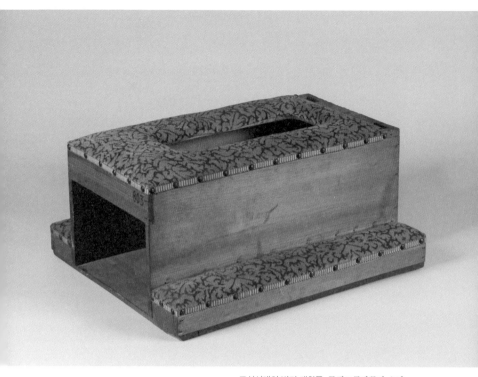

조선시대의 변기 매화틀. 국립고궁박물관 소장

려고 한다. 임금님의 변기를 매화틀이라고 한다. 변기에 쪼그리고 앉거나 걸터앉아서 변을 보는데, 그 안에 타원형의 접시가 있다. 그 접시에다가 매화 꽃잎을 수북이 깔아놓았기에 매화틀이라고 부른다. 임금은 자기 변의 냄새도 맡을 수 없다. 안타깝지 않은가? 임금님이 변을 다 보면 그 그릇을 내의원으로 가져간다. 그러면 내의원 의관들이 모여서 임금님의 변을 보고 열띤 토론을 하는 것이다. 임금님의 변 상태를 보고 의견을 모아 병을 진단한다.

요즘은 상상도 할 수 없는 일이지만 이전에는 화장실에서 변을 보면서 담배를 많이 폈다. 한의학에서는 오장과 육부를 매치시켰는데 그것을 '장부유합臟腑有合'이라고 한다. 폐라는 장은 대장이라는 부와 합을 이룬다. 폐를 자극하면 대장에 신호를 줘서 배변 활동을 좀 더 원활하게 도와줄 수 있다. 다분히 한의학적 행동이라고 할 수 있다. 이처럼 화장실에서 변을 볼 때 담배를 많이 핀 임금이 있으니, 바로 조선 제22대 임금 정조正祖다. 정조는 "화장실에서 담배만큼 좋은 것이 없다"는 글을 쓸 정도였다.

대변의 병에는 설사와 변비가 있는데 하나씩 알아보

자.『동의보감』에서는 장부별로 원인별로 설사병을 나누고 있다.『동의보감·내경편·대변』의「다섯 가지의 설사」라는 글에서는 "설사에는 위설, 비설, 대장설, 소장설, 대가설이 있다"[28]라고 하여 장부별로 설사병을 구분하고 있고, 같은 곳의「여러 가지 설사」라는 글에서는 "설사에는 습설, 유설, 풍설, 한설, 서설, 화설, 열설, 허설, 활설, 손설, 주설, 담설, 식적설, 비설, 신설, 비신설, 양설, 폭설, 동설, 구설이 있다"[29] 하여 원인에 따라 설사병을 나누고 있다. 이렇게 다양하게 설사병을 분류한다니 놀라울 따름이다. 몇 가지만 살펴보자.

신설의 신腎은 새벽 신晨 자와 음이 똑같다. 근데 공교롭게도 신장이 약해서 나는 설사는 양상이 꼭 새벽에 나타난다. 신장이 약해서 새벽 3~4시쯤에 설사하는 것을 신설晨泄이라고도 부른다. 원인에 따른 설사병은 정말 종류가 많은데 그 가운데 손설飧泄이라는 것이 있다. 소화되지 않은 것을 설사하는 병이다. 손飧은 저녁밥 손이라고 하는데 먹은 음식이 소화되지 않고 나온 것을 그렇게 묘사했다. 술을 과하게 마시고 술 때문에 생긴 설사병을 주설酒泄이라고 하는데 경험해 본 사람이 적지 않으리라.

다음은 변비便祕다. 『동의보감·내경편·대변』의 「변비」라는 글에서 "신腎은 오액五液을 주관한다. 진액으로 적셔 주면 대변이 평상시와 같다. 그러나 굶거나 포식하거나 일을 많이 하거나 맵고 뜨거운 음식을 먹어 화사火邪가 혈 속에 잠복하면 진음眞陰을 소모시켜 진액이 적어져서 대변이 뭉치고 마른다. 또, 나이가 들거나 기가 허하여 진액이 부족해져 변비가 생길 때도 있다"[30]라고 변비의 원인에 대하여 설명하고 있다. 변비는 왜 생길까? 변이 굳어지는 것은 체내의 수분이 부족하기 때문에 생기는 현상이다. 수분 부족은 열이 나서 수분이 부족할 수도 있고, 물 자체가 말라버려서일 수도 있다. 아이의 변비와 노인의 변비에 차이가 있다는 의미인데, 아이의 변비는 대부분 열 때문에 생기는 것이고 노인의 변비는 말 그대로 몸에 지니고 있어야 할 수분 자체가 부족해서 생기는 것이라고 보면 된다. 이와 같은 차이 때문에 변비를 허증과 실증으로 구분하여 치료하라고 강조한다.

특히, 허증인 노인의 변비에 대해서 더욱 강조하고 있다. 같은 곳에 있는 「노인의 변비」라는 글에서는 "노인의 변비에는 대황大黃을 쓰면 안 된다. 노인은 진액이 적어서 변비가 생기는 것이다. 대황을 복용하여 설사시키면 진액이 모두 제거되기 때문에 반드시 다시 변비가 생길 뿐만 아니라 예전보다 더 심해진다. 단지 대장을 적셔 주는 약을 복용해야 한다"[31]라고 설명하고 있다. 변비를 고칠 때 허증과 실증을 구분하라고 강조함과 동시에 노인의 경우는 대부분 허증이니 사하력瀉下力이 강한 약을 쓰면 곤란하다는 이야기를 하고 있다. 노인의 변비를 치료할 때에는 대황을 써서는 안 된다고 하고 있는데, 대황이라는 약재가 한약재 중에 사하력이 가장 강한 약재이기 때문이다. 대황처럼 사하력이 강한 약재를 노인들에게 함부로 써서는 안 된다고 주지시키는 것이다.

요즘은 집집마다 거의 비데bidet가 설치되어 있다. 생활이 많이 편리해진 것 같지만, 인간의 건강에는 역행逆行하는 일이다. 변은 쪼그리고 앉아서 보는 것이 훨씬 좋다. 복압을 높여 주기 때문이다. 힘을 한 번 주고서 한 번에 쑤욱 하고 보는 변이 말 그대로 쾌변이다. 변을 찔끔찔끔 보다 보니 스마트폰을 보면서 좌변기에 오래 앉아 있게 된다. 아이들 변처럼 티슈로 닦아줄 것도 없는 변을 봐야 하는데 비데로 뒤처리를 해야만 하는 변을 본다. 안타까운 일이다.

대변과 관련해서 가장 좋은 것은 아침에 일어나서 물한 잔 먹고 몸을 조금 움직인 다음에 화장실에 가서 바로 변을 보고 다음 일정을 행하는 것이다. 그것이 안 된다면 그것을 할 수 있도록 노력해야 한다. 내가 제대로 똥도 못 싸는 존재가 되어선 곤란하다. 변을 잘 보는 데도움을 주는 음료가 많이 시판되고 있지만, 뭐니 뭐니해도 식이섬유가 풍부한 무청이나 열무만 한 것이 없다. 장의 연동蠕動운동을 촉진시켜 주는 가장 좋은 음식물이다. 위에서 폐와 대장의 관계를 말했지만, 이 두 장부의 건강 상태가 가장 잘 반영되는 부위가 바로 피부다. 화장을 진하게 하지 않고 기초 화장만 해도 피부가빛나는 사람은 틀림없이 쾌변을 보는 이들일 것이다. 무청을 말린 시래기를 많이 먹고 바나나똥에 한번 도전해보는 것이 어떨까?

2장

겉으로 드러나는 병

1 낯빛을 좋게 하자

얼굴은 오장의 상태가 드러나는 곳

"요즘 좋은 일 있어? 낯빛이 좋아 보여." 이런 대화를
들을 때마다 '한국인들의 몸속에는 한의학적 DNA가 숨
어 있구나' 하고 생각한다. 왜냐하면 한의사가 아닌데도
한의학적 방법으로 진단을 하고 있기 때문이다.

　한의학에서 병을 진찰할 때에 망望, 문聞, 문問, 절切의
네 가지로 분류하여 말하는데, 이를 사진四診이라고 한
다.『동의보감·잡병편·심병』의「신, 선, 공, 교」라는 글
에서 "보아서 아는 것을 신神이라 하고, 들어서 아는 것
을 성聖이라 하며, 물어서 아는 것을 공工이라 하고, 맥을
짚어 아는 것을 교巧라고 한다. 신, 성, 공, 교는 무엇을
말하는 것인가? '보아서 안다'는 것은 환자의 오색五色을
보고서 그 병을 안다는 것이다. '들어서 안다'는 것은 환

자의 오음五音을 듣고서 그 병을 구별한다는 것이다. '물어서 안다'는 것은 환자가 바라는 오미五味를 알아서 그 병이 일어난 곳과 있는 곳을 안다는 것이다. '맥을 짚어 안다'는 것은 촌구맥寸口脈을 진찰하고 그 허실을 살펴서 그 병이 어느 장부에 있는가를 안다는 것이다"[32]라고 사진에 대하여 설명하고 있다. 네 가지 모두 중요하니, 어느 하나에 치우치지 않고 넷을 통해서 얻어지는 정보를 종합하여 의사가 환자를 진단해야 한다.

넷 중에서 첫 번째 나오는 망진望診에 관하여 이야기해 볼까 한다. 환자를 겉으로만 보고 병을 알아내는 망진, 이에 능한 의사를 신의神醫라고 한다. 의술의 수준이 굉장히 높은 의사를 일컫는 것 같다. 하지만 기본적인 망진은 의사라면 어느 정도의 수준을 갖추고 있어야 하지 않을까? 일반인들도 나이를 먹고 인생의 경험이 쌓이다 보면 사람을 보고 판단하는 능력이 어느 정도 생기지 않는가?

『동의보감·외형편·면』의 「명당明堂의 부위」라는 글에는 얼굴의 그림과 함께 얼굴의 각 부위의 명칭과 의미를 설명하고 있는데, "이마는 천정天庭으로 심心에 속하고, 턱은 지각地閣으로 신腎에 속한다. 코는 얼굴 중앙

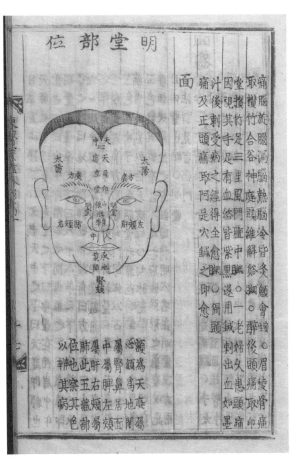

明堂部位

面

以位肺屬中屬心頞
鞈也此肝屬腎頞頞為
其察右腎鼻居天
病五顴左居地庭
色藏頰頰面闕獨

堂擷其手足三里有血
視竹足三里有血
因竹手足三里有血
取擷竹合谷神庭頣
痛腦旋合谷神庭頣

얼굴의 각 부분의 명칭을 적어 놓은 『동의보감』의 '명당도'. 한국학중앙연구원 장서
각 소장 자료(출처: 디지털 장서각 http://jsg.aks.ac.kr/)

에 있어 비脾에 속하고, 왼쪽 뺨은 간肝에 속하며, 오른쪽 뺨은 폐肺에 속한다. 이것이 오장에 해당하는 부위다. 그 색色을 살펴 병을 분별해야 한다"[33]라고 적혀 있다. 간, 심, 비, 폐, 신 등 몸속 오장의 상태를 그것과 대응되는 얼굴 부위의 때깔, 즉 색이나 윤기 등을 보고 판단할 수 있다는 것이다. 얼굴 각 부위의 색을 살펴 병을 분별해야 한다고 강조하고 있다.

그런데 얼굴에 드러나는 것이 오장의 상태만일까? 내가 전문가는 아닐지라도 나이를 먹다 보면 경험이 축적되어 어떤 사람을 보면 '저 사람이 어떨 것이다' 하는 느낌을 한번쯤은 느껴 봤을 것이다. 그런 느낌이 바로 광범위하게 '관상觀相'을 보는 범주에 들어가는 것이다. 관상이란 사람의 얼굴을 보고 그 사람의 성격, 운명 등을 이야기하는 것을 말한다.

앞의 '명당도'는 『동의보감』에 실린 그림이지만 얼굴 부위의 명칭 몇몇은 관상학에서 쓰는 단어와 일치한다. 몇 개만 살펴보면 이마를 천정이라고 하고 턱을 지각이라고 하며, 눈썹과 눈썹 사이를 인당印堂이라고 하고, 바로 밑의 코 윗부분의 움푹 들어간 부분을 산근山根이라고 하며, 코 아래 윗입술 부위를 인중人中이라고 하는 등이다.

관상학에서는 얼굴을 상, 중, 하로 나누어 초년 운初年運, 중년 운中年運, 말년 운末年運 등을 이야기한다. 이마가 시원하게 넓고 상처나 주름이 없는 사람은 초년 운이 좋다고 이야기하고, 코 주변이나 관골이 튼튼하게 잘 생기면 중년 운이 좋다고 이야기하며, 턱 주위가 잘 생기면 말년 운이 좋다고 이야기한다.

여기서 중요한 것은 초년 운과 중년 운의 부위는 노력으로 고칠 수 없지만 말년 운의 부위는 노력으로 고칠 수 있다는 것이다. 어떻게 하면 될까? 매일 웃으면 된다. 매일 웃어서 입 주위의 근육이 예쁜 모양이 되도록, 턱의 모양이 예뻐질 수 있도록 노력하면 된다. 찡그리지 말고 매일 매일 웃으면 말년 운이 좋아질 것이라고 믿어 보자. 아침마다 양치질을 할 때 거울을 보면서 웃어 보자.

사람 몸속 오장의 상태가 얼굴색으로 나타나서 그것을 통하여 오장에 대한 정보를 얻는다고 하니, 그 반대도 가능하지 않을까? 우리가 늘 낯빛을 좋게 한다면 몸속 오장의 건강도 좋아지지 않을까? 의도적으로 좋은 낯빛을 내기 위하여 노력하자. 관상과 관련한 서적이 시

중에 셀 수 없이 많이 나와 있다. 그런 책의 마지막 단원
이나 혹은 마무리 글에는 항상 "사람의 관상 중에서 가
장 중요한 것은 심상心相이다"라는 말이 실려 있다. 관상
이든 사람의 낯빛이든 그것을 좋게 하는 것은 결국 사
람의 마음 씀씀이라는 것이다. 요즘에는 웃을 일이 별로
없지만 미래를 위해 혹은 말년 운이 좋아지기 위해 억
지로라도 많이 웃자.

2 스마트폰과 컴퓨터가 없는
세상에서 살아야 하지 않을까?

눈의 건강을 위하여 눈을 감자

'몸이 열 냥이면 눈이 아홉 냥'이라는 말이 있다. 그 정도로 신체 부위 중에서도 가장 중요한 곳이 눈임을 강조한 말이리라. 최근에는 각종 전자기기와 스마트폰 등을 장시간 사용하면서 눈 건강에 위험을 느끼며 이를 호소하는 사람이 많다.

『동의보감』은 눈의 중요성과 함께 눈병의 발생원인, 치료법, 예방법인 양생법 등에 이르기까지 상세하게 소개하고 있다. 『동의보감·외형편·안』의 「눈은 장부의 정이 모인 곳이다」라는 글에서 "오장육부의 정기精氣가 모두 눈으로 올라가 그 정이 눈에 드러난다. 그러므로 눈은 오장의 정精의 보금자리다. 골骨의 정은 눈동자가 되고, 근筋의 정은 검은자위가 된다. 혈血의 정은 혈락血絡

이 되고, 기氣의 정은 흰자위가 된다. 기육肌肉의 정은 눈꺼풀인데, 근골혈기의 정을 모아 맥계脈系를 따라 뇌로 올라갔다가 뒤로 흘러가서 목덜미로 나온다. 그러므로 사기邪氣가 목덜미에 적중하여 신체의 허약한 틈을 타고 깊숙이 들어가면 목계目系를 따라 뇌로 들어간다. 뇌로 들어가면 머리가 어지럽고, 머리가 어지러우면 목계가 당기며, 목계가 당기면 눈앞이 아찔하고 빙빙 돈다"[34]라고 하여 눈이라는 곳이 인체 내의 모든 정이 다 모이는 곳으로 설명하고 있다.

눈에 나타나는 증상은 한의학적으로 두 가지 의미를 지닌다. 첫 번째는 눈 자체에 생긴 이상이고, 두 번째는 몸의 다른 부위에 생긴 이상이 눈을 통해 표현되는 경우다. 첫 번째도 중요하지만 두 번째 또한 중요하다.

한의학에서는 눈이 여러 장부 가운데서도 특히 간과 밀접한 관계를 가지며 구체적으로 간의 작용 때문에 사물을 볼 수 있다고 인식한다. 그래서 눈은 간의 상태가 나타나는 구멍이라고 한다. 간이 안 좋아지면 눈의 흰자위가 누렇게 된다. 충혈이 좀 많이 되고 눈동자가 좀 흐리멍덩해지기도 한다.

책의 첫머리에서 '양성금기'를 이야기할 때 종신지기

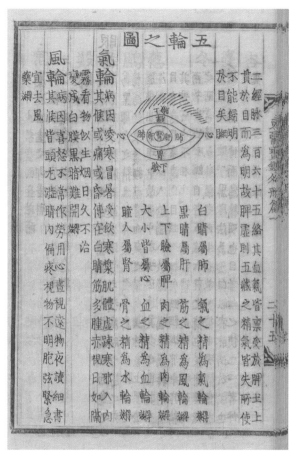

「동의보감」의 '오륜지도'. 눈의 부위를 오장에 배속配屬시킨 그림이다. 한국학중앙연구원 장서각 소장 자료(출처: 디지털 장서각 http://jsg.aks.ac.kr/)

終身之른가 '밤에 불을 켜고 성행위를 하지 않는 것'이라고 말했다. 왜냐하면 혈액이라는 것이 밤에 잘 때는 간장에 많이 모여 있기 때문이다. 모여서 휴식을 취해야 하는데 밤에 불을 켜고 성행위를 하면 휴식을 취해야 할 혈액에 과부하가 걸려서 자꾸 많은 일을 하게 된다는 그런 의미다. 간이라는 장기가 튼튼해야지 눈의 건강도 보장된다는 이야기를 하고 있다. 물론 다른 장기와도 밀접한 관계가 있겠지만 대부분이 간과 관계가 있다는 이야기다.

눈에 생기는 병의 원인에 대해서『동의보감·외형편·안』의「눈병은 화가 없으면 생기지 않는다」는 글에서 "눈은 화로 인해 병이 생긴다. 이것은 무슨 말인가? 흰자위가 벌겋게 된 것은 화가 폐를 누른 것이다. 눈꺼풀이 벌겋게 부은 것은 화가 비를 누른 것이다. 눈동자의 광채가 예막翳膜에 가린 것은 화가 간과 신을 누른 것이다. 적맥赤脉이 눈을 관통한 것은 화가 저절로 심해진 것이다. 눈병은 화火를 치료하면 낫는다는 말이면 충분하다"[35]라고 하여 눈에서 나타나는 병의 절대적 원인이 화라는 것을 강조하고 있다. 이처럼 눈병에는 한증寒症이 없으며 모두 화의 기운 때문에 생긴다. 차가운 것을 먹거나 찬바람을 쐬거나 해서는 눈병이 생기지 않는다. 내가 내 몸에서 자꾸 화를 조장하고, 열을 조장하는 음식을 먹는다는 등의 행위를 했을 때 눈병이 생긴다는 것이다.

또 이어서 「눈병을 일으키는 원인」으로 여러 가지를 소개하고 있다. 많은 양이지만 살펴보면 "오신五辛을 생으로 먹는 것, 뜨거운 음식을 먹는 것, 머리에 침을 놓아 피를 많이 빼는 것, 애써 멀리 보는 것, 밤에 작은 글씨를 읽는 것, 오랫동안 연기가 나는 곳에 있는 것, 쉬지 않고 장기와 바둑을 두는 것, 밤에 독서를 하는 것, 술을 계속 마시는 것, 밀가루 음식을 뜨겁게 먹는 것, 책 베껴 쓰기를 오래 하는 것, 조각과 같은 정밀한 작업을 하는 것, 눈물을 지나치게 많이 흘리는 것, 성생활을 지나치게 하는 것, 해와 달을 자주 보는 것, 달빛 아래에서 책을 읽는 것, 밤에 달과 별을 보는 것, 멀리까지 애써 산천초목山川草木을 보는 것, 말을 타고 달리면서 사냥하는 것, 바람과 서리를 맞는 것, 바람을 맞으면서 짐승을 밤낮없이 따라다니는 것"[36] 등이다. 오신은 다섯 가지 매운 것을 말한다. 달래나 마늘을 뜻하는 산蒜, 파를 뜻하는 총蔥, 부추를 뜻하는 구韭, 염교 혹은 양념을 뜻하는

해薤, 생강을 뜻하는 강薑의 다섯 가지 매운 맛을 지나치게 많이 먹으면 눈병을 일으킬 수 있다. 나머지의 원인은 읽어 보면 거의 동의가 된다. 그런데 '멀리까지 애써 산천초목을 보는 것'은 동의하기 어렵다. 현대인의 시력이 약화된 원인 중 하나가 멀리 보는 훈련을 하지 않아서이기 때문이다.

『동의보감』은 16세기 후반에 만들어져서 17세기 초에 출간된 책이다. 『동의보감』에는 눈병의 원인 중에서 빠져 있지만 반드시 들어가야 할 것이 있다. 무엇인가? 컴퓨터와 스마트폰이다. 무슨 말이 더 필요하겠는가?

『동의보감』에 나오는 내장內障, 예막瞖膜, 안화眼花, 외장外障, 근시近視, 원시遠視 등 다양한 눈의 질병은 이 글에서는 언급하지 않아도 될 듯하다. 하지만 시력을 회복하고 더 나빠지지 않게 하는 방법은 소개하고자 한다.

『동의보감·외형편·안』의 「눈병의 금기」라는 글에서는 "눈병에는 주색酒色과 칠정七情을 가장 조심해야 한다"[37]고 강조하고 있다. 화 때문에 눈병이 생긴다고 했으니 술을 많이 먹고 성행위를 과다하게 하거나 감정이 손상되지 않도록 해야 한다는 것은 두말하면 잔소리다.

『동의보감·외형편·안』의 「눈병을 다스리는 법」이라

는 글에서 "시력을 기르려면 늘 눈을 감고 있어야 한다. 독서나 도박을 많이 하여 눈병을 앓는 것을 간로肝勞라고 한다. 3년 동안 눈을 감고 있지 않으면 치료할 수 없다. 손바닥을 열이 나게 비빈 다음 두 눈을 14번 문지르면 저절로 눈에 예장瞖障이 없어지고, 눈이 밝아지며 풍이 사라진다. 이것보다 나은 방법이 없다"[38]라고 굉장히 강력한 치료법을 제시한다. 3년 동안 눈을 감으라니? 말이 되는가? 그렇게 긴 기간 동안 장님처럼 지내라는 이야기가 아니라, 그만큼 눈을 쓰지 말고 눈을 휴식하라는 이야기일 것이다.

손바닥을 열이 나게 비빈 다음 눈을 14번 문지르는 것은 굉장히 좋은 방법이다. 두 손가락으로 관자놀이 부위인 태양太陽혈이라는 곳을 자주 누르는 것 또한 좋은 방법이다.

『동의보감』에서는 눈병의 원인으로 이야기했지만, 멀리 보는 연습을 하는 것도 시력회복에 도움이 된다. 정말 멀리까지 보는 시력이 좋은 몽골이나 아프리카에 사는 사람들을 대도시에 데려다가 6개월 정도 살게 했더니 안경을 써야 할 정도로 시력이 나빠졌다는 이야기는 시사하는 바가 크다.

『동의보감』에서 좋은 방법으로 소개되는 것이지만 소개하기가 꺼려지는 방법도 있다. 자주 눈이 충혈되거나 충혈된 것이 잘 가시지 않는 사람은 본인의 소변을 받아서 소변을 식힌 다음 눈을 마사지하고 난 다음에 깨끗하게 씻어 주는 방법을 써 보라. 화가 원인이 되어 생기는 눈의 병을 치료할 수 있는 가장 좋은 방법이다. 왜냐하면 소변은 우리 몸이 만들 수 있는 가장 차가운 약 중 하나이기 때문이다.

눈을 좋게 하는 방법 중에 가장 좋은 방법은 당연히 눈을 안 쓰는 거다. 눈을 감고 있는 것이다. 힘들겠지만 컴퓨터와 스마트폰의 전원을 잠시라도 꺼 보자.

3 사촌의 아파트 가격이 오르면 배가 아프다?

실복통과 허복통

우리말에는 사람의 신체기관이 들어간 성어成語나 표현이 많다. '간이 크다', '비위脾胃가 좋다', '쓸개 빠진 놈' 등등. 그중에서도 '사촌이 논을 사면 배가 아프다'는 표현은 인간이 가지고 있는 본성을 나타내는 가장 적절한 표현이 아닐까?

그런데 진짜 배가 아픈 것일까? 『동의보감』에서는 배가 아픈 증상인 복통腹痛을 여러 가지로 분류하고 있다. 첫 번째, 배가 아픈 부위에 따라 분류하는 것으로, 『동의보감·외형편·복문』의 「복통의 부위」라는 글에서 "윗배가 아픈 것은 대부분 식적食積이나 외사外邪로 생기고, 배꼽 부위가 아픈 것은 대부분 적열積熱이나 담화痰火로 생기며, 아랫배가 아픈 것은 대부분 어혈瘀血, 담음痰飲, 요삽尿澁 등으로 생긴다"[39]라고 하였다. 두 번째, 복통의 원인에 따라 분류하는 것으로, 『동의보감·외형편·복문』의 「6가지의 복통」에서 "복통에는 한복통, 열복통, 어혈복통, 식적복통, 담음복통, 충蟲복통이 있다"[40]라고 하였다.

사람이라면 모두 배가 아파본 경험이 있을 것이다. 어릴 때 그런 경험이 있지 않은가? 엄마한테 배가 아프다고 이야기하면 "빨리 화장실에 가"라고 말씀하신다. 화장실에 다녀오면 거짓말같이 배가 아프지 않다. 하지만 늘 그런 것은 아니다. "응가가 마려운 배 아픈 거 아니에요"라고 항변할 때가 있다. 그러면 할머니가 나타나셔서 "아무개 배는 똥배, 할머니 손은 약손"이라고 배를 살살 문질러 주시면, 거짓말처럼 아픔이 가신다.

왜일까? 『동의보감』에서는 전자를 실복통實腹痛, 후자를 허복통虛腹痛으로 설명하고 있다. 『동의보감·외형편·복문』의 「복통의 허실」에서 "배가 아플 때 눌러서 아픈 것은 실증이고, 눌러서 아프지 않은 것은 허증이다", "배가 아플 경우 적積이 있으면 누를 때 통증이 더 심하고, 적이 없으면 누를 때 통증이 없다"[41]라고 설명하는 그것이다.

이렇듯 배가 아플 때 유형有形의 원인이 있어 아픈 것은 쉽게 이해가 되고 치료법도 분명하지만, 실질적으로 소화기관이나 복부에 문제가 없는데도 아픈 경우는 이해하기가 어렵다. 아이를 키우다 보면 아이가 배가 아프다고 하면 난감할 때가 많다. 왜 아픈 것일까? 아이가 배가 아프다고 이야기할 때 꾀병이라고 무시해야 하는 것일까? 그건 아니다.

불안과 같은 심리적 증상이 신체적 반응으로 나타나는 현상을 심신증心身症이라고 하는데, 다양한 증상이 있지만 복통이 대표적이다. 두 번째가 두통이고, 때로 아이가 관절이 아프다고 이야기하는 경우도 있다. 아이가 그렇게 아픔을 호소할 때는 반드시 이 아이가 어떤 원인이 있구나 하고 헤아려 주어야 한다. 배가 아프다고 하면 빨리 손을 가져가서 배를 문질러 줘야 한다. 치료 행위를 해 준다는 것을 아이가 인지할 수 있도록 해 줘야 한다. 옛날에 할머니가 했던 행위가 아무 의미 없이, 근거 없이 한 것이 아니라 의학적 근거가 있는 것이다. 병리적 원인이 없는데도 불구하고 신체적 불편함이나 신체적 기능 이상을 경험하고 호소하여 의학적 처치를 바라기에 '할머니의 약손'은 반드시 필요하다. 아이들이 자기들이 원하는 것을 성취하지 못했을 때 심신증의 증상이 나타나는데, 어른 또한 다르지 않다.

아이들의 심신증이 허복통 증상으로 나타난다면, 어른들의 심신증은 "사촌이 논을 사면 배가 아프다"로 대변된다. 그런 마음을 가져서는 안 되겠지만, 내가 경쟁 상대로 삼고 있는, 내가 만만하게 봤던 상대가 잘되거나 했을 때 속이 편하지는 않다. 그것은 인간이라면 누구나 다 가질 수 있는 마음이다. 하루가 다르게 언론에서 보도되는 아파트 가격의 상승이나 SNS에 올라오는 지인들의 사진은 그들과 비교하며 샘이 나게 만들어 나의 배를 아프게 한다.

『동의보감』에는 이러한 복통을 치료하는 방법이 상세하게 서술되어 있다. 그 첫 번째가 바로 "복통에는 통하게 해야 한다[腹痛宜通利]"다. 어머니가 "빨리 화장실에 가"라고 말한 복통이다. 그렇다면 허복통은 어떻게 할 것인가? 허복통을 포함한 심신증이 나타나는 원인이 남과의 비교에서 오는 것이라면, 그 해결책은 너무나 명확하지 않은가? 내 몸과 마음의 건강을 위하여 SNS를 끊어 보는 것은 어떨까?

4 배꼽티는 입지 말자

배꼽은 늘 따뜻하게

사람의 배꼽은 어떤 의미를 지니고 있을까? 『동의보감』에서는 '인체의 중심'이라고 언급하고 있다. 배꼽을 중심으로 2등신이 되어야 정상적인 사람이라는 뜻이다. 이러한 외형적인 의미 외에도 엄마의 뱃속에서 태아의 생명을 유지하는 탯줄이 연결되어 있던 자리로 더 큰 의미가 있다. 이에 한의학에서는 배꼽의 건강과 관리를 굉장히 중요하게 여긴다. 『동의보감·외형편·제문』의 「배꼽 밑에 단전이 있다」라는 글에서는 단전丹田이라는 것에 대하여 상세히 설명하고 있는데, "하단전은 배꼽 3촌寸 아래 사방 4촌 범위다. 척추에 붙어 있으며 2개의 신장 사이에 있다. 왼쪽은 푸르고 오른쪽은 희며, 위는 붉고 아래는 검으며, 중앙은 누렇다. 이것을 대해大海

라고 하는데, 정혈精血을 저장한다"42라고 되어 있다. 이어서 배꼽의 수련법修煉法을 설명하고 있다. 배꼽은 어떻게 수련하는 것일까? 배꼽을 수련한다는 말은 태아가 엄마 뱃속에서, 즉 양수 속에서 호흡하듯이 숨을 쉬라는 것이다. 출생 후에 입과 코로 호흡하면 태아 때의 방식으로 호흡할 수 없지만, 그런 느낌으로 호흡을 하라는 이야기다. 『동의보감·내경편·기문』에서는 이를 태식법胎息法이라고 언급하고 있다. "이렇게 사람이 태어날 때는 배꼽으로만 이어져 있다. 그러므로 처음 조식법調息法을 배울 때는 반드시 숨이 배꼽에서 나와 배꼽으로 들어간다고 생각해야 한다. 호흡을 아주 곱게 고른 뒤에는 어머니의 뱃속에 있는 것처럼 입과 코를 사용하지 않고 배꼽으로만 호흡하기 때문에 태식胎息이라고 한다"43라고 언급하고 있다. 태아 시절로 시간을 거슬러 올라가는 방법을 써서 생명의 근원을 회복한다는 의미를 내포하고 있다.

『동의보감·외형편·제문』에는 이어서 '장생연수단長生延壽丹'이라는 약을 설명하면서 "배꼽을 훈증熏蒸하여 꼭지를 든든하게 하는 것은 물을 대고 흙을 북돋으면 초목이 저절로 무성하게 자라는 것과 같다. 사람이 늘

바른 방법으로 배꼽을 훈증하면 영위營衛가 조화되고 혼백이 안정되어 추위나 더위가 침범하지 못하고, 몸은 가볍고 튼튼해지니 이 속에 신묘함이 있는 것이다"[44]라고 하여 배꼽 수련법을 다시 한 번 강조하고 있다.

이를 보면 "배꼽을 늘 따뜻하게" 하는 것이 매우 중요한 일임을 알 수 있다. 요즘은 그렇지 못한 모습을 가끔 볼 수 있다. 자기의 배에 아무리 식스팩이 만들어져 있다고 해도 배를 내놓고 다니거나, 배꼽이 아무리 예뻐도 배꼽티를 입고 배꼽을 내놓고 다니면 안 될 일이다. 필자는 학교에서 강의하면서 학생들에게 "학교에서 배꼽티를 입고 다니다가 필자의 눈에 띄면 F 학점을 줄 것이다"라고 농담을 하곤 한다. 다행스럽게 아직 그 이유로 F 학점을 받은 학생은 없다. 요즘은 다수의 걸그룹의 복장이 거의 다 배꼽티를 입은 모습이어서 눈살을 찌푸리게 한다. 그러한 모습이 선정적이어서 싫은 것이 아니라, 그들과 그들을 따라 하는 팬들의 건강이 걱정이 되어 그런 것이다. 배꼽은 항상 따뜻하게 하자.

5 직립보행의 역설

견딜 수 없는 요통

허리가 한번쯤 아파 보지 않은 사람이 있을까? 사람이라면 누구나 살면서 요통을 경험하게 된다. 요통은 왜 생길까? 직립보행을 하기 때문이다. 필자가 개나 소, 말 등에게 직접 '허리가 아프냐?'고 물어보지는 않았지만, 그 친구들은 절대 안 아프다고 할 것이다. 왜냐하면 네 발로 다니기 때문에 허리가 아플 수 없다. 그 친구들은 요통이 없다. 인간만 요통을 느낀다. 왜냐하면 서서 다니기 때문이다. 직립보행을 하기 때문에 인간이 가질 수밖에 없는 숙명이라는 것이다. 그래서 어떤 사람들은 과격하게 '허리가 안 아프려면 기어 다녀라'라고 말하기도 한다.

요즘은 요통을 그냥 '디스크'라고 한다. 허리 안에 있는 구조물의 이름을 병명처럼 쓰는 것이다. 그런데 허리라는 것이 이 구조물의 이상 때문에 아픈 경우도 있지만, 그렇지 않은 경우가 훨씬 더 많다『동의보감』은 훨씬 많은 원인을 논리정연하게 잘 설명하고 있다.

『동의보감 · 외형편 · 요』의「허리는 신腎의 집이다」라는 글에서 "허리는 신의 집이다. 허리를 돌리지 못하는 것은 신이 피로하기 때문이다. 허리는 신의 상태가 밖으로 드러나는 곳이다. 우리 몸은 허리에 의지하여 움직이며 개합開合 작용을 한다. 이렇게 모든 경맥이 신장을 관통하고 요추에 이어지니 비록 외감, 내상 등 병은 다를지라도 반드시 신이 허해진 후에야 사기가 들어온다. 그러므로 순전히 차가운 약만 써서도 안 되고 인삼, 황기 등 기를 보하는 약만 써서도 안 된다"[45]라며 허리와 신장의 관계에 대하여 설명하고 있다.

이어서 인체 내부의 장기인 신장과의 관계 외에 정말 다양한 원인에 의한 요통을 설명하고 있다. 이를『동의보감』에서는 10가지로 분류하여 설명하고 있다.『동의보감 · 외형편 · 요』의「10가지의 요통」에서는 "요통에는 신허腎虛요통, 담음痰飮요통, 식적食積요통, 좌섬挫閃요통, 어혈瘀血요통, 풍요통, 한요통, 습요통, 습열요통, 기氣요통 모두 10종이 있다"[46]라고 설명하고 있다.

　이들 중 흔히 접할 수 있는 요통의 원인이 신허, 담음, 식적, 좌섬의 네 가지다. 흔히 허리를 삐끗했다는 표현을 쓴다. 그런데 그 삐끗함이 아주 무거운 물건을 들다가 허리를 다치는 것이 절대 아니다. 동전을 줍다가, 재채기하다가 다치는 것이 허리다. 자세가 그만큼 중요하다는 이야기다. 역도선수를 보라. 그들이 바를 들 때 허리를, 엉덩이를 뒤로 빼고 들지 않는다. 최대한 바에 밀착한 다음에 바를 들어 올린다. 평소에 생활습관을 그렇게 해야 한다. 집에서 아이를 안거나 물건을 들어 올릴 때, 물건을 몸에서 어설프게 멀리 가져다 놓고 들어 올리다가 허리를 많이 다쳐 보지 않았던가? 최대한 물건과 가까이해서 물건을 들어 올리는 그런 습관을 들이는 것이 중요하다.

　허리병은 어떻게 치료할까? 『동의보감·외형편·요』의 「요통을 두루 치료하는 법」에서는 "육기六氣가 모두 요통을 생기게 하지만, 대부분은 한습寒濕으로 생기고 풍열風熱로 생기는 것은 적다. 또한 성생활로 신허 요통이 있을 때가 많은데, 이것은 양기가 허약하여 제대로 움직이지 못하기 때문이다. 오래된 요통에는 반드시 육계肉桂(향이 좋고 둥글게 말린 것)로 열어주어야 한다. 복통이나 협통脇痛도 모두 마찬가지다. 모든 요통에 기를 보하는 약을 써서는 안 되고, 지나치게 차가운 약을 써서도 안 된다. 보신탕補腎湯은 일체의 요통을 치료한다"[47]고 되어 있다. 여기에 나오는 보신탕은 개장국을 말하는 것이 아니다. 허리와 관계 깊은 신을 보한다는 그런 의미다.

허리가 아프면 사람들이 가장 먼저 하는 행동은 무엇일까? 병원에 가서 컴퓨터 단층촬영CT이나 자기공명장치MRI를 이용하여 사진을 찍어보는 것이다. 마침 허리 구조물의 이상이 발견되면 통증의 이유를 그것으로 삼겠지만, 그렇지 않은 경우는 머쓱해진다. 그런데 사람의 허리가 아픈 경우는 사진으로 드러나는 것보다는 그렇지 않은 경우가 더 많은 것이 불편한 진실이다.

척추뼈와 척추뼈 사이에 쿠션 역할을 하는 구조물을 통칭해서 디스크라고 한다. 병명으로의 디스크는 이 동그란 놈이 튀어나와서 척추뼈 사이를 지나는 신경을 누르는 것을 이야기한다. 그런데 이처럼 신경을 눌러서 아픈 경우 외에 위의 '10종 요통'에서처럼 굉장히 다양한 원인으로 허리가 아플 수 있다. 사람들이 허리가 아프면 디스크라고 말하는 것을 보면 의아하다. 매우 미스터리한 것이 뭐냐면 사진을 찍어 보면 이 디스크가 튀어나와서 신경을 눌러 통증이 심해야 할 것 같은 데도 아프지 않은 사람이 있다는 사실이다. 반대로, 허리가 끊어질 듯이 아파서 사진을 찍었는데 디스크가 너무나 멀쩡한 사람도 있다는 사실이다. 딜레마다. 어떻게 해석해야 할까? 수술을 해서 디스크를 원래 모양으로 만들어 놓는 것만이 능사는 아닐 것이다. 어떻게 해야 할까? 척추뼈 주변의 무수히 많은 근육을 얼마나 튼튼하게 하느냐에 따라 통증을 감소시킬 수 있다. 평소에 허리가 많이 아프고 직업상 장시간 앉아 있는 일을 하는 사람이라면 허리를 강화시킬 수 있는 근육운동을 꾸준히 해야 한다. 모두 수술로 해결할 수 있는 것은 절대 아니라는 말이다. 수술이 능사인 것처럼 엄청나게 수술을 해대다가 최근에는 유행이 지나서인지 수술 없이 자연스럽게 치료해 보자는 분위기가 형성되는 것 같아 다행스럽기는 하다.

허리를 어떻게 하면 튼튼하게 하는가 하는 양생법이 『동의보감』에 소개되어 있다. '신선구법神仙灸法'이라고 하는데 살펴보자. 무릎을 구부려 생긴 횡문의 양쪽 끝 네 곳에 뜸을 뜨는 방법이다. 하필 무릎 뒤일까? 이 무릎 뒤쪽을 총칭해서 오금이라고 한다. 허리가 불편하면 오금이 저려오기 때문이리라. 허리를 치료할 때 쓰는 요혈인 위중委中이라는 혈도 무릎 뒤쪽 무늬 한가운데다.

서울 송파구에 오금동이라는 동네가 있다. 병자호란 때 청나라 군사를 피하여 인조는 남한산성으로 피난을 가게 되었다. 인조 일행이 급하게 피난을 떠나다 백토고개에 이르러 잠시 쉬어가게 되었는데, 궁궐에서만 생활하던 지존至尊의 임금이 갑자기 먼 길을 달려오다 보니 힘들고 지칠 수밖에 없었다. 이에 인조가 다리의 오금이 저려 오고 신세가 한탄스러워 "아이고, 오금이야"라고 한 데서 유래되었다고 한다. 운동 부족인 임금이 가마를 타지 않고 장시간 이동했으니, 허리가 아플 수밖에.

허리의 피로가 오금이 있는 무릎 뒤쪽으로 나타나고 그곳을 치료해 주는 한의학의 매력이 디스크 수술만을 능사로 여기는 서양의학보다는 훨씬 더 그럴싸해 보이지 않는가?

요통을 치료하는 다양한 방법을 제시했지만, 글의 첫머리에서 요통의 원인이 직립보행에서 기인한다고 한 것처럼 허리 병에는 가만히 누워 있는 것이 제일 좋다. 따뜻한 아랫목에 누워 아무것도 하지 않아야 한다. 바닥이 딱딱하면 더 좋을 것이다.

6 다리가 아플 땐 성내지 마라

각기는 비타민 B₁의 부족이 아니다

요즘은 거의 보이지 않지만 필자가 초중등학교를 다닐 때는 동급생 중에 소아마비를 앓았던 친구가 간혹 있었다.

한의학에서는 이러한 질병을 각기脚氣라고 하여 다리가 마비되거나 저는 질환으로 중한 질병으로 정의한다. 그런데 일반적으로 아는 각기병은 어떤 질병인가? 비타민 B₁이 결핍되어서 나타나는 병으로 인식하는데, 그것보다는 좀 더 포괄적인 개념으로 족부관절염을 포함한 다리 병의 총칭이라고 보면 된다.

『동의보감』은 이러한 각기병의 원인, 치료법, 금기법 등을 상세하게 설명하고 있는데, 하나씩 살펴보자.

『동의보감·외형편·족』의「각기의 원인」이라는 글에

서는 "각기는 사실 수습水濕으로 인해 생기는 것이다. 이 병은 증상은 있으나 이름은 없었다. 각기라는 명칭은 소경蘇敬[48]에서 시작되었다. 황하黃河 이북 지방에는 없던 병이다. 오직 남방은 지대가 낮고 물이 차가우니 그 차고 습한 기가 사람에게 적중되어 반드시 발에서 병이 시작된 것이다"[49]라고 하여 낮은 지대의 습한 기운이 원인이라고 설명하고 있다.

발은 아래에 있어 습기를 많이 받으므로 각기는 발에서부터 생기기 시작한다. 이처럼 발에 습한 기운이 몰리면 열이 생기고 이때 생긴 열과 습한 기운이 부딪쳐서 각기병이 발병한다.

『동의보감』에서는 각기의 대표적인 원인을 습, 열이라고 했다. 그런데 위에서 말한 소아마비도 각기병의 범주에 포함시키는데, 소아마비는 언제부터 생겼을까? 치수治水사업을 한 이후부터다. 치수 사업은 엄밀히 말하면 물길을 막아 억지로 물을 가두어 댐을 만드는 것이다. 어마어마한 양의 물에서 생겨나는 습 때문에 다리병이 생기고 소아마비 같은 증상이 나타났다. 이러한 질병은 자연 상태에서 발생하는 것인 줄 알았으나 실은 물을 인위적으로 가두기 시작하면서 생겨난, 인간이 질병의 원인을 만들어 발생한 질병이다.

치료는 어떻게 할까?『동의보감·외형편·족』의「각기의 치료법」에서는 "각기는 막혀서 생긴 병이기 때문에 잘 통하게 하는 약으로 치료하여 기가 막히지 않게 해야 한다. 이미 심하게 막혔을 때는 침으로 찔러 나쁜 피를 빼내어 위험한 병세를 제거해야 한다. 각기를 치료하는 큰 요점은 대변을 소통시켜 독기毒氣를 내보내는 것이다. 보하는 탕약을 쓰거나 약물로 씻는 것은 의사들이 크게 경계해야 할 것이다"[50]며 소통疏通이라는 단어를 강조하고 있다.

습, 열이 원인이 되기 때문에 기운을 잘 통하게 하는 방법으로 치료해야 한다.『동의보감』은 대체로 피부색이 검고 몸이 여윈 사람이 걸린 각기병은 치료하기 쉽지만 살찐 사람이 걸린 각기병은 치료하기 어렵다고 말한다. 그것은 피부 빛이 검고 여윈 사람은 풍과 습을 잘 견뎌내지만 살찐 사람은 잘 견디지 못하고, 또한 여윈 사람은 살이 단단하지만 살찐 사람은 살이 무르기 때문이다. 흔히 무릎관절염, 류머티스관절염이라고 부르는 다리 병은 비만인 사람에게서 훨씬 많이 보인다. 이런 분한테는 미안하지만 살부터 빼라고 이야기한다. 하지만 실천하기 참 어려운 일이다. 이런 분의 관절 사진을 찍어 보면 관절과 관절 사이에 쿠션 역할을 하는 것들이 마모되어 있다. 물론 수술로 이 부분을 인공적인 것으로 대체할 수 있다. 하지만 수술이 능사는 아니다.

『동의보감』에서는 각기병 환자들에게 관리 차원에서 경구가 될 만한 이야기를 하고 있다.

『동의보감·외형편·족』의 「각기의 금기법」에서는 "첫째로 성내지 말아야 한다. 성내면 가슴이 답답해지고 각기가 발생한다. 둘째는 말을 크게 하지 말아야 한다. 말을 크게 하면 폐가 상하여 발생하기도 한다. 셋째는 발을 드러내어 바람을 쏘이거나 물에 들어가서 찬물로 다리를 씻지 말아야 한다. 넷째는 축일丑日, 인일寅日마다 손발톱을 깎되, 살을 조금 침범하도록 바싹 깎아 사기邪氣를 없앤다. 다섯째는 음식을 먹은 후 천천히 이삼백 보를 걷고 피곤하면 멈춘다. 여섯째, 매일 아침 조반에는 마음대로 포식하고, 점심은 적게 먹고, 저녁은 먹지 않는 것이 더 좋다. 술, 밀가루, 유락은 너무 많이 먹으면 안 된다. 일곱째, 각기는 성생활을 매우 조심해야 한다. 여덟째, 뜨거운 약이나 찐 것, 물에 우린 것을 가장 조심해야 한다"[51]라고 주의해야 할 사항을 열거하고 있다. 다른 병과 마찬가지로 음식물을 경계하고 성생활을 삼가라는 등의 이야기를 하고 있다.

그런데 여기서 가장 중요한 이야기는 '성내지 않는 것'이다. 첫째로 지목한 이유가 있을 것이다. 한의학에는 '각기충심脚氣衝心'이라는 병명이 있다. 각기병의 나쁜 기운이 마음을 때린다는 것이다. 각기병이 있는 사람이 화를 내고 성질을 내면 각기를 일으키는 나쁜 기운이 심장에 와서 심장을 통통 친다는 의미다. 결국 심장에 나쁜 영향을 미치면 상태가 더 나빠지는 상황이 생길 수 있다는 말이다. 그래서 절대 각기가 심장을 치지 않도록 성내지 않아야 한다는 것이다. 다리 병을 앓는 사람, 족부관절이 아픈 사람에게 가장 먼저 하는 이야기가 바로 '성내지 말라'는 것이다.

각기를 예방하려면 각기병의 원인인 나쁜 기운이 올라오는 곳을 자극해 주면 된다. 발바닥 한가운데 사람 인人 자처럼 생긴 무늬 가운데의 혈 이름을 용천湧泉이라고 하는데 이곳을 비벼 주거나 하여 자극하면 된다.

한의학에서 각기는 서양의학에서 말하는 비타민 B_1의 결핍으로 생기는 각기에만 국한된 것이 아니며 다리에 부종이 생기거나 통증을 느끼는 굉장히 광범위한 영역의 질병을 포괄하고 있다.

그 원인이 인간이 인간의 삶을 풍요롭게 하기 위하여 행한 일의 반대급부라는 것은 안타깝다. 치수라는 것은 물꼬를 터주는 것이다. 『맹자孟子』에 나오는 우禹임금의 고사는 치수를 이렇게 정의하고 있다. 언제부터인가 치수가 물을 가두는 것으로 인식되었다. 물의 범람汎濫으로부터 오는 자연재해를 인간이 막아 보고자 물을 가두는 작업을 한 것이리라. 하지만 세상 모든 일에는 반대급부가 있는 법. 가두는 것 또한 욕심이었기에 습濕이라는 반대급부의 산물이 생겼다. 그것이 사람의 몸을 파고들면 병이 생긴다.

지금 지구 곳곳에는 어마어마한 양의 물을 가두는 토목공사의 결과물이 있다. 분명히 좋지 않은 부작용이 있을 텐데 쉬쉬하는 듯하다. 발전과 그 반대급부로 생기는 결과물 사이에서 각기병이 주는 교훈을 잘 새겨 보자.

3장

여러 가지 병

1 진짜 불치병은 마음이 병든 병

병심病心을 지니지 말자

의료기관의 문턱이 높았던 이전에는 의사의 지식이 권력으로 작용하여 병원을 찾는 환자는 을乙의 입장에서 의사의 진료 행위를 일방적·수동적으로 받아들일 수밖에 없었다. 그런데 최근에는 의료가 서비스 개념으로 변하면서 오히려 의사가 을이 되어 행동하는 모습을 간혹 보면서 쓴웃음을 짓곤 한다. 병원을 찾는 환자가 '아픈 사람'이 아니라 고객이라는 개념으로 바뀌어 의료인들도 환자를 고객을 응대하는 개념으로 대하고 있다. 심하게 표현하면 장사의 개념으로 '환자=손님'이라는 공식이 지배하고 있다. 이에 반대급부적으로 블랙컨슈머black consumer도 나타나고, 의사는 환자를 적극적으로 치료하는 것이 아니라 소극적인 '방어진료'를 하고 있다. 서로를 신뢰하지 못한 결과리라.

의사의 권위가 무소불위였을 것 같은 전통시대에도 의료 서비스를 제공받는 환자의 태도에 대한 글이『동의보감』에 있어 소개해 보고자 한다.『동의보감·잡병편·변증』의「세 가지 고칠 수 없는 경우와 여섯 가지 고칠 수 없는 경우」라는 글에서는 "창공倉公이, '병이 들었는데 약을 먹으려 하지 않는 것, 이것이 첫 번째 죽는 이유다. 무당을 믿고 의사를 믿지 않는 것, 이것이 두 번째 죽는 이유다. 몸을 가볍게 여기고 목숨을 우습게 여겨 조심하지 않는 것, 이것이 세 번째 죽는 이유다'라고 하였다. 편작扁鵲이, '병에는 치료할 수 없는 6가지 경우가 있다. 교만하고 방자하여 이치에 따르지 않는 것이 치료할 수 없는 첫 번째 경우다. 몸을 가볍게 여기고 재물을 중요시하는 것이 치료할 수 없는 두 번째 경우다. 먹고 입는 것을 챙기지 않는 것이 치료할 수 없는 세 번째 경우다. 성생활을 마음대로 하여 장기藏氣가 안정되지 않는 것이 치료할 수 없는 네 번째 경우다. 형체가 마르고 약을 제대로 먹을 수 없는 것이 치료할 수 없는 다섯 번째 경우다. 무당을 믿고 의사를 믿지 않는 것이 치료할 수 없는 여섯 번째 경우다'라고 하였다"[52]라고 창공과 편작의 이야기를 인용하여 삼불치三不治와 육불치六不治를 소개하고 있다.

창공과 편작은 춘추전국시대의 유명한 의사다. 사마천司馬遷이 지은 『사기史記』의 「편작창공열전扁鵲倉公列傳」에 이들의 전기가 실려 있다. 이 중 편작은 진월인秦越人이라고도 하는데, 행적을 보면 이 사람이 몇 년을 살았는지는 모르겠지만 이 사람이 돌아다닌 영토를 지금의 중국 지도에 찍으면서 추적해 보면 도저히 그렇게 왔다 갔다 할 수 없을 정도로 넓은 지역을 돌아다녔다. 축지법縮地法을 쓰지 않았다면 불가능한 거리다. 그래서 내린 결론은 편작이라는 이 명칭은 고유명사가 아니라 당시 뛰어난 의사를 부르는 보통명사였을 것이라고 생각하고 있다. 그 보통명사가 『사기』에 실리면서 고유명사화된 것이라고 역사학자들은 이야기한다.

두 이야기에 모두 무당에 대한 이야기가 나온다. 의학이라는 의미의 글자가 예전에는 '毉'였다. 밑부분의 글자가 '巫'인데, 의학이 샤먼의 영역에서 아직 분리되지 않았다는 이야기다. 제사를 담당하는 사람이 모든 것을 관장하던 그런 시기였다. 그러다가 시간이 흘러 의학이 전문적인 영역으로 독립되면서 '醫'로 바뀌게 된다. 이

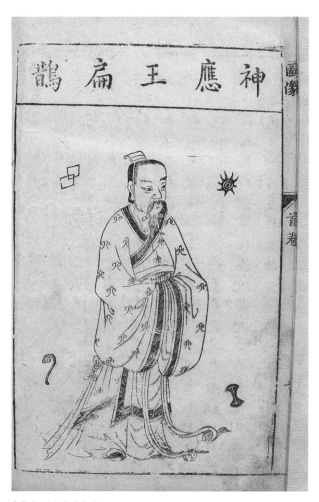

首卷

춘추전국시대의 명의 편작

글자의 아래에 있는 '酉'는 '酒'의 의미다. '주酒'는 술의 의미도 있지만 약물을 의미하기도 한다. 하여튼 의학이 샤먼에서 독립하여 전문적인 영역이 되었음에도 무속에 의지하여 질병을 치료하려는 사람이 많았고, 그것을 꼬집는 이야기가 춘추전국시대부터 있었다는 것이 흥미롭지 않은가? 질병을 전문적으로 치료하는 사람에게 맡기지 않고 무속의 방법으로 해결해 보려는 사람들은 늘 있었다. 지푸라기라도 잡고 싶은 환자들의 심리를 이용하는 나쁜 사람들이 늘 있었기 때문이리라. 21세기인 요즘 지구적인 전염병을 앓고 있는 상황에서도 그런 사람들이 존재하는데, 당시는 오죽했을까 싶다.

나머지의 이야기는 모두 자기 관리에 관한 이야기다. 스스로 건강관리를 잘하지 않는다든가 어설픈 지식으로 전문가를 무시한다든가 하는 모습은 요즘도 쉽게 볼 수 있다. 삼불치와 육불치 중 혹시 나에게 해당되는 것은 없을까 하고 한번쯤 생각해 볼 일이다.

필자도 이전에 진료실에서 환자를 보았을 때, 치료하지 않고 욕하고 쫓아 보내고 싶은 그런 사람이 간혹 있었다. 그런 사람도 다 품고 잘 치료해 줘야 하는데 필자가 인간적으로 성숙하지 못해 그런 사람을 다 품진 못했던 것 같다.

앞에서 묘사한 것처럼 환자가 마음의 병이 든 상태를 '병심病心'이라는 단어로 표현한다. 항상 상대방을 테스트하려 하고 왜곡된 시선으로 보려는 사람이 있다. 진료실에서, 의사와 환자의 관계에서는 '라포rapport'가 잘 형성되느냐가 굉장히 중요하다. 농담으로 "라포가 잘 형성된 환자는 약을 거꾸로 줬는데도 병이 낫는다"라는 말을 한다. 약을 반대로 쓰고 잘못 줬는데도 좋아질 수 있다는 것이다. 반대로 라포가 형성되지 않으면 치료하기 굉장히 힘들다. 마음을 곱게 쓰라는 이야기는 병을 치료할 때도 예외가 아니다.

2 무서운 뇌혈관 질환

바람 맞아 생긴 병이 아닌 중풍

이전에 어르신들은 중풍中風 환자를 표현할 때, "바람 맞았다"라고 말씀 하셨다. 추운 바닷가에서 바람을 쐬었다는 이야기인가? 아니면 속된 말로 이성異姓한테 차였다는 말인가? 심정적心情的으로 손상되었을 때 바람이 심하게 부는 곳에 가서 바람을 맞으면 말 그대로 풍을 맞는다는 의미였으리라. 이것이 고전적 의미의 중풍이다. 이 중풍이라는 의미가 조금씩 바뀌어서 요즘은 고전적 의미와는 다르게 정의하고 있다.

중풍 환자의 머리를 촬영해 보면 대부분 뇌혈관이 손상되어 있다. 이를 뇌출혈, 뇌경색이라고 하는데, 통틀어서 CVACerebro Vascular Accident라고 말한다. 요즘은 중풍이라는 단어를 거의 이렇게 표현하는데, 양방에서는 뇌

졸중腦卒中이라고 한다. 뇌혈관에 출혈이 있거나 막혀서 생기는 이 병을 초기에는 외부에서 차가운 바람을 맞아서 생긴다고 인식했다. 그러다가 점차 내부적 원인으로 중풍이 생길 수 있다는 인식의 전환이 이루어졌다. 『동의보감』은 그 변화를 상세하게 설명하고 있다.

『동의보감·잡병편·풍』의 「중풍의 원인」이라는 글에서 "『내경』에, '풍은 모든 병의 으뜸이다'라고 하였으니 이것이 변화하여 다른 병이 된다. 하간河間이, '풍병은 대부분 열이 성해서 생긴다'라고 하였다. 동원東垣이, '중풍은 밖에서 온 풍사風邪로 인한 것이 아니고 본기本氣에 의한 병이다'라고 하였다. 단계丹溪가, '풍병은 서북 지방의 경우 날씨가 차서 풍사에 적중되는 사람이 실제로 있으나 동남 지방은 날씨가 따뜻하고 땅에 습기가 많기 때문에 중풍이 있더라도 풍사로 인한 것이 아니다. 이것은 습이 담을 생기게 하고, 담은 열을 생기게 하고, 열은 풍을 생기게 했기 때문이다'라고 하였다. 왕안도王安道가, '중풍의 원인을 옛 사람들은 풍風이라고 하였지만, 하간은 화火라고 하고, 동원은 기氣라고 하였으며, 단계는 습濕이라고 하여 도리어 풍을 허한 현상으로 여겼으니 옛사람들과 매우 다르다. 그런데 내 생각에는 옛 사람들과 세 사람의 주장 중에 어느 한쪽만 버릴 수는 없을 것 같다'라고 하였다"[53]라며 인식의 변화를 상세하게 설명하고 있다.

풍은 모든 병의 으뜸이라는 말은, 으뜸이라고 해서 좋은 의미가 아니라 풍이 변화되어 몸의 구석구석을 돌아다니면서 온갖 병을 일으키기 때문에, 풍이라는 명칭을 붙이는 증상들이 헤아리기 힘들 정도로 몸에서 많이 나타난다는 의미다.

'중풍은 바깥의 풍 때문에 생기는 것만은 아니다'라는 인식을 금원사대가金元四大家라는 의사들이 하기 시작했다는 설명이 이어진다. 금나라, 원나라 때 나온 한의학의 패러다임을 바꾼 4명의 유명한 의사를 금원사대가라고 한다. 유하간, 이동원, 주단계, 장자화의 네 명이다. 이들 모두 특징이 있으며 이들로 인해 이전까지 다소 유물론唯物論적이었던 한의학이 유심론唯心論적인 의학으로 변화된다. 이들 중 특히, 주단계는 '주자朱子'의 4전 제자로 성리학에도 조예가 깊은 사람이다. 그의 의학이론이『동의보감』에 많은 영향을 미쳤다. 주단계의 의학이론 중에 가장 중요한 것이 담음痰飮과 관련된 것으로, 그와 관련된 이야기가『동의보감』에 많이 수록되어 있다.

　이들 모두 중풍의 원인을 이야기하는데, 유하간은 화 때문이라고 하였고, 이동원은 기 때문이라고 하였으며, 주단계는 습 때문이라고 하였다. 바깥의 원인이 아닌 내 재적인 원인이 훨씬 크다고 인식하기 시작했기 때문이 다. 처음에는 말 그대로 풍이 원인이었는데, 그것이 점 점 바뀌어서 몸 안에서 생겨나는 화라든지, 기가 맺혔다 든지, 음식을 과하게 먹거나 술을 과하게 먹어서 생긴 습 때문에 중풍이 일어난다고 인식하고 있다. 대부분의 중풍 환자를 보면 모두 이러한 것이 병의 발생 원인이 다. 유형적인 음식이든 무형적인 감정이든 과하여 절제 하지 못한 사람들이 이러한 병에 걸릴 확률이 높은 것 이다.

　중풍과 관련한 이야기를 할 때 빼놓을 수 없는 사람 이 북한의 김정일이다. 물론 그의 아들 김정은도 예외일 수 없다. 김정일은 죽기 전에 중풍으로 고생했고 김정은 도 가능성이 상당히 높아 보인다.『동의보감』에서는 이 들 부자에게 중풍에 관하여 경고하고 있는데 살펴보자.

　『동의보감·잡병편·풍』의「살찐 사람에게 중풍이 많 다」라는 글에서는 "'살찐 사람에게 중풍이 많다'는 것은 살찌면 주리腠理가 치밀하여 기혈이 막힐 만한 곳이 많아서 잘 통하기 어려우므로 대부분 갑자기 쓰러지게 된다는 것이다. 사람이 50살이 지나 기가 쇠할 무렵에 이러한 병이 많이 생긴다. 젊은 나이에는 거의 생기지 않으나 고도비만인 경우 간혹 생기기도 한다. 형체는 성盛하지만 기가 부족해서 그러하다"54라고 경고하고 있다.

체중 관리를 하지 않고 비만인 상태가 계속 유지되면 중풍이라는 병에 걸릴 위험이 굉장히 높다는 이야기다. 『동의보감』에도 살찐 사람에 대해서 나쁘게 표현한 이야기가 굉장히 많다. 그중에서 가장 안 좋은 이야기가 '살찐 사람에게 중풍이 많다'다. 병원에 누워 있는 중풍 환자들 중 비쩍 마른 사람은 거의 없다. 왜냐하면 병의 원인으로 지목된 화火, 기氣, 습濕 등이 마른 사람에게는 질병을 일으키는 요소로 작용하기가 쉽지 않기 때문이다.

『동의보감』에는 중풍이라는 병의 특징을 이해하고 관리에 도움이 될 만한 내용이 잘 나와 있다. 다음은 그 내용이다.

첫째, 중풍中風의 조짐微漸에 대하여 설명하고 있다. 중풍은 발생하기 전에 반드시 전조前兆 증상이 있다. 사람이 쓰러지기 전에 몸이 분명한 사인을 보내는 것이다. 그 사인이 왔을 때에는 무리를 하면 안 되는데, 대부분의 사람들은 그 사인을 무시한다. 그러다가 확 쓰러지는 것이다. 어떤 전조 증상이냐면 손가락이 마비되어 감각이 없는 것, 손발에 힘이 적은 것, 살갗이 약간 푸들거리는 등의 느낌이다. 전조 증상을 무시해서는 안 된다.

둘째, 치료에 관한 설명으로, 중풍은 기를 조절해야 한다[中風宜調氣]는 것, 중풍은 크게 땀을 내지 않으면 제거되지 않는다[風非大汗則不除]는 것, 약한 중풍의 경우에는 깊게 치료할 필요가 없다[小中不須深治]는 것 등이다. 약을 쓸 때 강한 약을 쓰지 않고 부드럽고 온화한 약을 쓰는 것도 명심해야 하는 일이다.

셋째, 사후관리에 관한 이야기로 가장 중요한 이야기가 아닌가 싶다. 풍병은 반드시 재발을 막아야 한다[風病須防再發]는 것과 중풍에 음식을 잘 먹는 경우[中風能食]에 대한 관리다. 중풍 환자가 쓰러진 후에 회복하는 과정은 참으로 고통스럽다. 처음에는 전혀 움직이지 못하던 한쪽 수족[手足]을 조금 지나서 약간 움직일 수 있게 되면 환자는 욕심을 낸다. '이제 금방 옛날처럼 정상이 되겠구나'라고 생각한다. 그런데 세밀한 동작을 할 수 있을 때까지는 많은 시간이 필요하다. 그런데 그것을 인내하기가 쉽지 않다. 내 머릿속의 생각과 내 몸의 행동 사이의 간극間隙이 점점 더 커지는 것이다. 그러다가 욕심을 내서 움직이다 보면 다시 재발하는 안타까운 일이 벌어진다. 중풍 환자들이 대체로 성격이 급한 사람들이기에 재발의 위험성은 늘 언제 터질지 모르는 화약고 같은 것이다. 환자나 환자 보호자들에게 회복 시간에 대한 스트레스를 받지 말라고 지도하지만 결코 쉽지 않다. 중풍 환자는 대체로 식욕이 왕성하다. 환자가 많이 먹지 않고 적게 먹을 수 있도록 관리해 주는 것이 중풍 치료에 있어서 중요한 요소라고 할 수 있다.

　세상 모든 일이 다 그렇지만, 결론은 누구나 다 알고 있는 이야기다. 병이 왜 생겼는가? 적게 먹고, 운동하고, 스트레스를 받지 않으면 중풍이란 무서운 병도 예방할 수 있다.

3 여름을 견뎌내는 조상들의 지혜

보신탕 유감

대한민국은 사계절이 뚜렷한 기후를 늘 자랑해 온 나라였다. 그런데 최근에는 아열대지방처럼 기후가 변하는 것 같아 안타깝다. 여름이 좀 더 길어지고 더위도 더 심해지는 느낌인데, 여름을 잘 날 수 있도록 하는 지혜를 『동의보감』에서 얻어 보자. 『동의보감』에서는 여름철에 생기는 여러 가지 병에 대해서 다음과 같이 정의하고 있다.

『동의보감·잡병편·서暑문』의 「중갈과 중열의 구분」이라는 글에서는 "가만히 있다가 병을 얻은 것이 중서中暑인데, 중서는 음증이니 발산시켜야 한다. 간혹 으슥한 집이나 큰 집에서 더위를 피하다가 생긴다. 그 증상은 반드시 두통, 오한이 있고, 몸이 오그라들며, 사지관절이 아프면서 가슴이 답답하고, 피부에 몹시 열이 나는데 땀이 없는 것이다. 집에 있는 찬 기운에 막혀 온몸의 양기가 퍼지지 못하기 때문이다"[55]라고 중서라는 병을 정의하고 있다. 여기서 말하는 중서라는 병은 요즘 말로 하면 이른바 '냉방병'이 아닐까? 에어컨이 없는 시대에도 냉방병이 있었다는 것이 재미있다.

같은 글에서 또 "움직이다가 병을 얻은 것이 중열中熱인데, 중열은 양증으로 원기가 열에 상한 것이다. 길가는 사람이나 농부가 햇볕에서 일을 하다가 생긴다. 그 증상은 반드시 두통으로 고생하고 번조증과 열이 나는데 열을 싫어하며, 피부를 만져 보면 심하게 열이 나며, 반드시 갈증이 심하여 물을 찾으며, 땀이 몹시 나고 움직일 기운이 없다. 이는 더운 날씨 때문에 겉으로 폐기를 상한 것이다"[56]라고 중열이라는 병을 정의하고 있다. 이것이 여름철의 대표적인 병인 '일사병日射病'이다.

『동의보감』은 사계절 모두 각 계절에 맞추어 건강관리를 하는 방법을 소개하고 있다. 그중에서도 특히 여름철의 건강관리에 대하여 더 강조하고 있는데, 이는 여름철의 건강관리가 가장 어렵기 때문이 아닐까.

『동의보감·내경편·신형문』의 「계절에 맞춰 사는 법」

이라는 글에서는 여름철의 양생법에 대하여 "『위생가衛
生歌』에서 '사계절 중 여름에 조섭調攝하기 힘든 것은 음
이 속에 숨어들어 배가 차갑기 때문이다. 신腎을 보하는
약이 없어서는 안 되고 차가운 음식은 먹지 말아야 한
다. 심心은 성하고 신腎은 쇠하니 무엇을 주의해야 할까?
정기精氣가 새나가는 것을 특히 경계해야 한다. 잠자리
는 조용하고 밀폐된 곳이어야 하고, 생각은 고요히 하여
심기心氣를 고르게 해야 한다. 얼음물과 채소, 과일은 사
람에게 좋지 않으니 가을이 되면 학질, 이질이 생길 것
이다'라 하였다"[57]라고 설명하고 있다. 이 문장은『동의
보감·잡병편·서문』에「여름철의 조리법[夏暑將理法]」이라
는 글로 한 번 더 나오는데, 여름철 건강관리의 중요성
을 강조하기 위함이 아닌가 싶다. 내용을 간단하게 요
약하면, '뱃속을 따뜻하게 하라. 차가운 것을 먹지 말라'
다. 참으로 지키기 어려운 이야기다.

　'이열치열'이라는 말을 하면서 복伏날 3일만 뜨거운
음식을 먹는데, 늘 따뜻한 음식을 먹어야겠다.『동의보
감』에는 여름철에 늘 보신탕補身湯을 구비해 놓고 복용
해야 한다고 적혀 있다. 물론, 이것이 '멍멍이탕'은 아닐
것이다.

요즘도 여름만 되면 개고기 식용에 관한 논쟁이 언론에 오르내리는데, 개고기 식용에 대한 역사와 그 이유를 이해한다면, 하나의 문화현상으로의 개고기 식용에 대한 생각이 바뀔 수 있지 않을까?

우선 복날에 대한 정의부터 알아보자. 예로부터 '삼복더위'라고 해서 더위를 상징하는 말이 되었는데, 실제로 가장 더운 날은 24절기 중 하나인 대서大暑다. 복날은 24절기가 아니며 하지夏至 이후의 세 번째 경庚일을 초복初伏으로 삼는다. 그다음 경일, 즉 열흘 후가 중복中伏이다. 그로부터 열흘 후에 경일이 또 올 텐데, 그날을 말복末伏으로 정한다. 그런데 중복과 말복 사이에는 반드시 입추立秋가 자리 잡고 있어야 한다. 그렇기 때문에 초복과 중복 사이는 항상 10일이지만, 중복과 말복 사이는 10일일 때도 있고 20일일 때도 있다. 이처럼 중복과 말복 사이가 20일인 경우를 월복越伏이라고 한다. '복伏'이라는 글자는 엎드리거나 숨는다는 의미다. 뭐가 숨어 있을까? 경일이 복날이기에 천간天干 중 하나인 경庚이 숨어 있는 것이다. 정확히 말하면 경을 대표하는 오행五行인 금金이 숨어 있는 것이다. 예로부터 동양의 자연과학 체계를 표상하던 오행은 목화토금수木火土金水 다섯 가지로 구성되어 있다. 오행은 각각 자연계의 모든 사물을 대표한다. 금의 경우는 서쪽, 흰색, 폐肺, 숫자 4, 가을 등을 대표한다. 복날을 천간 중에 금에 해당하는 경일로 정하였으니, '금'의 기운이 숨어 있어 드러나지 않더라도 그 기운이 강한 날일 것이다. 금의 기운이란 칼로 베는 기운을 말한다. 가을 햇볕의 기운이다. 가을 날씨가 얼마나 청량하고 사람을 기분 좋게 만드는데, 칼로 베는 기운이라니?

추석 전후의 가을 햇볕이 나락과 과실을 영글게 만든다. 추수 전후의 가을 햇볕을 쬐어 본 적이 있는가? 얼굴이 타는 것이 여름과는 비교도 안 되게 많이 타는 것을 알 수 있을 것이다. 그렇게 햇볕이 내리쬐어서 사물을 말려 버리는 기운을 동양에서는 숙살肅殺이라고 표현해 왔다. 그만큼 가을 햇볕이 사람의 몸에 좋지 않은 것이다. 우리 속담에 '봄볕은 며느리를 쬐이고 가을볕은 딸을 쬐인다'라는 말이 있는데, 필자는 동의하기 어렵다.

오행에는 서로 낳아 주고, 서로 이기는 관계가 있는데, 이를 상생相生과 상극相克이라고 한다. 오행 중에서 화火는 금金을 이기는데, 이를 화극금火克金이라고 한다. 복날에 보신탕을 비롯한 뜨거운 음식, 즉 화의 기운이 많이 들어 있는 음식을 먹는 것은 가을철의 따가운 햇볕이 숨기고 있는 숙살의 기운을 대비하는 것이다. 숨어 있는 금의 기운을 화의 기운으로 억누르는 것이다. 개장국이든 삼계탕이든 여름철에 뜨거운 음식을 먹는 것은 여름을 잘 나기도 하거니와 다음 계절까지 대비하는 조상들의 훌륭한 지혜다.

4 내 마음의 불은 어떻게 끌까?

수심修心, **정심**正心, **양심**養心

　자연현상으로 하늘과 땅 사이에 존재하는 여섯 가지 기운, 즉 풍風, 한寒, 서暑, 습濕, 조燥, 화火를 육기六氣라고 한다. 육기가 몸 안에서 여러 가지 이유로 사기邪氣로 작용하여 해로운 영향을 미치면 그것을 육음六淫이라고 한다. 여섯 가지가 모두 몸에 해롭겠지만, 특히 사람에게 해롭다고 여겨지는 화火에 대하여 이야기해 보고자 한다.

　『동의보감·잡병편·화』의 「화는 원기의 적이다」라는 글에서 "화火는 사물을 소멸시킨다. 금金을 녹이고 토土를 무너지게 하며, 목木을 왕성하게 하고 수水를 마르게 하는 것이 모두 화의 작용이다. 화의 병은 그 해가 매우 심하고, 변화가 매우 빠르며, 형세가 잘 드러나고, 죽는 것이 매우 갑작스럽다. 사람에게는 두 가지 화가 있다.

하나는 군화君火라고 하는데 인화人火와 같다. 하나는 상화相火라고 하는데 용화龍火와 같다. 상화는 타오르기 쉽기 때문에 오성五性의 궐양지화厥陽之火와 서로 부추기어 망동하게 된다. 또한 오장육부의 궐양지화는 오지五志에 뿌리박고 있는데, 육욕六慾과 칠정七情이 격동하면 이것을 따라 타오른다. 크게 성내면 화가 간肝에서 일어나고, 취하거나 배부르면 화가 위胃에서 일어나며, 성생활을 하면 화가 신腎에서 일어나고, 슬퍼하면 화가 폐肺에서 일어난다. 심心은 군주니 스스로 화가 일어나면 죽게 된다"[58]라고 화에 대하여 많은 이야기를 하고 있다. 그만큼 화가 사람 몸속에서 질병을 일으키는 기전이 복잡다단複雜多端하다는 반증일 것이다.

육기 중 일부는 그 기운이 병변을 직접 일으키기도 한다. 하지만 화는 다르다. 바깥에 있는 '화', 즉 불을 쬐어서 생기는 병이 아니다. 여기서 말하는 화는 모두 눈에 보이지 않는 내재적인 화를 이야기하는 것이다. 책의 서두에 이미 화에 대해서 언급했다. 어떻게 해야 내가 내 마음을 잘 다스릴 것인가에 대해서 많은 이야기를 했는데, 다시 한 번 더 강조해도 지나치지 않으니 또 이야기해 볼까 한다.

위의 인용에서 화는 원기를 해친다고 했다. 원기라고 하는 것은 다른 말로 정기精氣라고 할 수 있다. 내 몸의 근간을 이루는 기운이다. 여기에서 원기를 해치는 '화火'는 멀리서 오는 것이 아니라 내 몸에서 비롯된 것이다. 한의학에서는 사람의 몸에 화가 두 종류 있다고 본다. 하나는 몸 안의 화로 군화君火라고 하고, 다른 하나는 원래 자연 세계의 화로 상화相火라고 한다. 비유해 보면 사람의 몸속에 두 개의 엔진engine이 있는 것이다. 군화는 첫 번째 엔진으로 항상 사람의 몸을 돌아가게 하는 에너지원으로서의 엔진이다. 심장에 축적된 에너지를 말한다. 반면에 두 번째 엔진인 상화는 평상시에는 잘 갈무리되어 있어야 하는 잠재적인 에너지원으로서의 엔진이다. 주로 인체의 하부에 축적되어 있어야 한다. 이것이 갈무리가 안 되고 나오면 안 될 때 뛰어나오는 것을 윗글에서 '상화가 망령되게 날뛴다[相火妄動]'라고 표현하고 있다.

화는 사람의 움직임을 주관하지만 지나치면 병이 된다고 서술하고 있는데, 화가 지나치다는 것은 일반적으로 쓰는 '화가 치솟는다'는 말과 같은 뜻이다. '기뻐하고 노여워하며 근심하고 생각이 지나치고 무서워하는' 이른바 다섯 가지 사람의 감정이 선동하면 상화가 망동한다. 이렇게 화가 생겨나면 몸에서 여러 가지 열증熱症이 생겨나는데, 이것이 진짜 열인지 나만 느끼는 개인적이고도 주관적인 열인지를 감별하는 것이 중요하다. 이러한 열증 중에서 허번虛煩이라는 것에 주목해야 하는데, 가슴이 답답해서 거짓으로 몸에서 열이 나타나는 증상이다. 그렇다면 이러한 화를 어떻게 다스리거나 치료해야 할까?

『동의보감·잡병편·화』의 「화를 조절하는 법」에서는 "유학자가 가르침을 세울 때, '정심正心하고, 수심收心하고, 양심養心하라'고 한 것은 모두 화가 망동하는 것을 막기 위한 것이다. 의사들이 가르침을 세울 때, '편안하게 마음을 비워 정精과 신神을 지키라'고 한 것도 화가 망동하는 것을 막기 위한 것이다. 신神이 안정되면 심화가 저절로 내려가고, 욕심을 줄이면 신수腎水가 저절로 올라간다"59라고 마음을 다스리는 방법을 서술하고 있다.

열을 없애기 위해서 마음의 화를 내리는 약재를 쓰되, 평소에 화를 억제하는 것이 무엇보다도 중요하다. 화를 억제한다는 것은 무엇인가? 바로 수양이다. "마음을 바르게 하라. 마음을 가다듬어라. 마음을 기르라." 쉽지 않지만 노력해야 함은 분명하다.

　마음의 화를 다스리기가 굉장히 힘들었던 임금을 한 명 소개하고자 한다. 바로 조선 제22대 임금인 정조다. 영조와 더불어 조선 후기의 르네상스를 이루어 낸 성군으로 추앙받고 있는 그가 마음의 화를 잘 다스리지 못했다니 이해하기 어렵다. 정조의 죽음에 대해서는 여러 가지 설이 난무한다. 독살을 당했다는 설도 있었고, 한의학자 중에서는 정조가 의학적 지식이 많았기 때문에 몸에 난 부스럼을 치료하기 위해서 수은水銀을 태운 연기를 쐬는 바람에 수은중독으로 죽었다고 주장하는 이도 있었다. 또한 정조 때 어의御醫를 지낸 강명길康命吉이 정조가 몸에 부스럼이 많은 병을 앓았음에도 불구하고 보약補藥류의 약을 계속 먹여 종기를 오히려 더 도지게 해서 죽게 했다는 설까지 있었다. 필자는 정조가 화병火病으로 죽었을 것이라는 주장을 조심스럽게 펼쳐본다. 정조가 노론벽파의 영수인 심환지沈煥之와 교환한 편지 중 하나를 살펴보자.

　정조가 1800년 6월에 쓴 편지로 죽기 두 달여 전에 쓴 편지다. "나는 뱃속의 화기가 올라가기만 하고 내려가지 않는다. 여름 들어서는 더욱 심해졌는데, 그동안 차가운 약재를 몇 첩이나 먹었는지 모르겠다."[60] 스스로 진단하고 치료한 과정을 설명하고 있는데, 안타까울 따름이다. 정조의 화가 치솟은 것은 내재된 에너지가 약해서 나타나는 위에서 말한 이른바 '허번'이라고 하는 것이다. 그럴 때는 내재된 에너지를 강화해야 하는 것이지, 그 불을 끄기 위해서 찬 약만 계속 먹으면 속이 더욱더 차가워져서 화가 더 치솟게 된다. 차가운 약재 중 대표적인 약재인 황련黃連이라는 약재를 엄청 먹었다고 편지에 적고 있다. 의사가 보기에는 매우 어리석은 행위를 하고 있음을 알 수 있다. 어떻게 보면 인간적이기도 하고, 어떻게 보면 답답하기도 하다. 정조의 편지를 보면서 왕도 하물며 자기 마음이 잘 안 다스려지는데 우리같이 평범한 사람은 어떻겠느냐는 것을 느낄 수 있다. 조선 왕실의 내밀한 모습까지 상세히 기록한『승정원일기承政院日記』에는 정조의 이러한 증상을 '격기膈氣'[61]라는 단어로 포괄적으로 서술하고 있다. 마음을 어떻게 다스릴 것인가가 정말 중요하다.

정신의학계에서는 '화병'을 우리 민족에게 나타나는 독특한 질병으로 보고 있으며, 최근에는 국제적으로도 독립적인 질병으로 인정하고 있다. 질병사전에

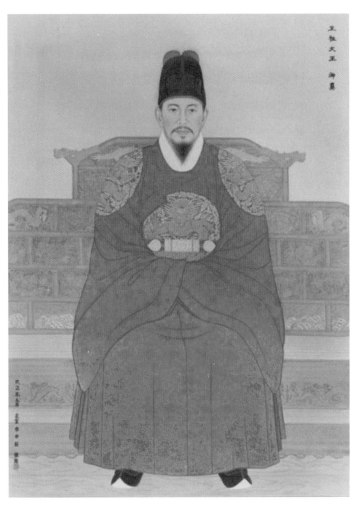

조선의 제22대 임금 정조. 어진박물관 소장 자료

서 'hwabyung[화병]'은 "주로 한국 여성에게서 나타나며 강한 스트레스를 적절하게 해소하지 못하고 참고 인내한 데서 온 가슴이 답답한 증세"라고 되어 있다. 이는 1960~1970년대에 나온 정의다. 최근에는 다음과 같은 설명도 있다. "화병은 한국인에게서만 나타나는 특이한 정신질환의 일종으로 문화결합 증후군의 하나"라고 서술하고 있다. 여기서는 한국 여성이라는 말은 빼고 한국인이라고 되어 있다. 최근에 남성 환자도 꽤 많아진 것을 반영한 결과일까. 참는 것이 여자만의 일은 아니다. 남자도 참을 일이 얼마나 많은가? 모 의료원의 화병클리닉을 운영하시는 정신과 교수님의 말씀에 따르면 요즘은 남자 환자도 꽤 많다고 한다. 우리 민족이 화가 많은 민족인 것 같다. 한이 많아서 많이 참다 보니 화병이 많이 생기는 것일지도 모르겠다.

『동의보감』에서 소개하는 화를 삭이는 데 좋은 단방약 몇 개를 살펴보자. 첫 번째는 '오매烏梅'라는 약이다. 덜 익은 푸른 매실을 짚불 연기에 그을려 말린 것을 말하는데, 까마귀 '오烏'자를 써서 오매라고 한다. 검은 매실을 구해서 차를 만들어 마시면 좋다. 두 번째는 '배'인데, 과육을 그냥 먹거나 배즙을 내서 먹으면 좋다. 세 번째는 검은콩이다. 더운 여름날에 즐겨 먹는 콩국수의 콩물을 요즘은 검은콩으로도 많이 하는 것 같다. 콩을 식초에다 절여서 절인 콩을 씹어 먹는 것도 괜찮다. 네 번째는 녹두다. 대체로 차가운 성질이 많이 있어서 많이 먹는 것은 권하지 않는다. 복국이나 생태탕에 많이 들어가는 미나리도 굉장히 좋다. 복국을 먹으러 가면 미나리를 듬뿍 넣어 주는 이유가, 해독작용뿐만 아니라 열을 내리는 작용도 있기 때문이다. 숙취가 심할 때 복국을 먹으면 왜 숙취가 잘 가시냐 하면 미나리의 효과 때문이다. 마지막으로 진짜 좋은 약으로 요즘은 이야기하기가 어려운 약이 있는데, 바로 사람의 대소변人屎, 人尿이다. 이들 약은 하기下氣 작용이 매우 강하여 열을 내리고 화를 삭히는 데 아주 효과적이다. 이들 중 소변은 눈의 화를 내리는 데 특히 좋은 약이라고 앞에서도 소개한 바 있다.

이상 화를 내리는 몇 개의 약을 소개했지만, 가장 좋은 것은 사람의 마음을 다스리는 것임을 더 이상 말할 필요가 없지 않을까? 앞서 이야기했던 주권,『구선활인심방』, 중화탕, 화기환 등의 단어를 되새기면서 내 마음의 평안을 찾아보자.

5 몸속에 덩어리가 안 생기는 방법

정기를 기르자

현대인들에게 가장 두려운 병이 무엇일까? 여러 가지가 있겠지만 암이 아닐까? 한의학에서는 암이란 용어를 쓰지는 않지만 그중에서 암에 가장 가까운 단어는 적취積聚다. 적취의 사전적인 의미는 '몸 안에 쌓인 기로 인하여 덩어리가 생겨서 아픈 병'이다. 이에 대한 『동의보감』에서의 관점을 살펴보고 현대의학에서 말하는 암과 비교해 보고자 한다.

『동의보감·잡병편·적취』의 「적취의 원인」이라는 글에서는 "『영추靈樞』에, '감정을 절제하지 않으면 오장을 상하고, 오장이 상하면 허해진다. 풍우風雨가 허한 틈을 타 침입하면 병은 상부에서 생긴다. 그리고 경맥에 붙어 제거되지 않고 머물면 자라나 적積이 된다'라고 하였다."[62] 『영추』라는 책의 문장을 인용하여 적취라는 병의 원인을 설명하고 있다. 여러 가지 원인이 뒷부분에 나와 있지만, 『영추』의 이 문장이야말로 인간이라는 동물의 몸에 생기는 신생물新生物에 대한 원인을 가장 잘 설명한 문장이라고 생각된다.

흔히 농담으로 개, 돼지, 소, 말 등은 암에 걸리지 않는다고 이야기한다. 필자가 그들과 대화를 해보지는 않았지만, 그들이 자연에서 살면서 암에 걸렸다는 이야기는 듣지 못했다. 즉 암이라는 것은 자연스럽게 살아간다면 인간만 걸리는 병이라고 할 수 있다. 인간이 네 발 달린 짐승과 다른 것은 무엇일까? 감정이다. 물론 짐승들에게도 감정이 있다. 그들의 감정이 사람의 그것과 다르다는 이야기까지는 하지 않으련다.

한의학에서는 '희노애락喜怒哀樂'이 없으면 적취가 생기지 않는다고 말한다. 사람이 어찌 저 네 가지의 감정 없이 살 수 있겠는가? 결국은 조절의 문제다. 어떻게 내 감정을 잘 컨트롤하여 그것에 의해 내가 상처받지 않을 것인가가 중요하다.

우리 몸에 생긴 어떤 덩어리는 마음의 상태를 답답하게 하는 보이지 않는 스트레스가 쌓여서 담痰을 만들어

내고, 담이라는 것이 계속 지속되다 보면 단단해져서 덩어리가 된다. 앞에서 '담'을 이야기하면서 꽤 강조했던 이야기다. 적취는 기가 맺혀 생긴다고도 이야기한다. 기라는 것은 우리 몸에서 순환되며 잘 돌아다녀야 되는데 그것이 어떤 곳에 맺혀서는 안 된다. 적은 기가 맺힌 것이고 취는 기가 몰린 것으로 분리해서 말하기도 한다. 맺힌 것과 몰린 것에는 구분이 있다. 하지만 적은 음기이므로 생긴 초기부터 일정한 곳에서 시작되며, 취는 양기이므로 시작된 뿌리가 없고 일정하게 머물러 있는 곳도 없다. 한 곳에 있는 것과 돌아다니는 것의 차이는 있지만 이를 합해서 적취라고 쓴다. 그다음에 음식을 많이 먹어도 적취가 생긴다.

적취와 유사한 병으로 한의학에서 설명하고 있는 병증이 있다. 울鬱, 징가癥瘕, 현벽痃癖이 그것이다. 울은 엉기거나 몰린 것이 헤쳐지지 않는 것으로 울도 하나의 병증으로 삼아서 원인에 따라 6가지 울증으로 나누기도 한다. 징은 단단한 것이 생겨 움직이지 않는 것이고, 가는 단단한 것이 생겨 움직이는 것이다. 현은 배꼽 양쪽으로 근육이 활처럼 선 것이고, 벽은 양쪽 옆구리에 뭉친 것으로 묘사하고 있다. 이것은 모두 담음이나 식적이나 사혈死血로 인해 생긴 덩어리다. 물론 담음이 가장 중요하다. 현대적인 용어로는 '용종'이라고도 할 수 있는 이 적취의 유사증인 징가와 현벽은 굳이 성별로 따지면 누구에게 더 많이 생길까? 여자들한테 더 많이 생긴다. 여성에게만 있는 자궁에 많이 생기기 때문이다. 출산을 경험한 많은 여성은 현벽이라는 것을 가지고 있다. 사람마다 크기가 천차만별이며 오래되어 더 나빠지면 징가라는 것으로 바뀌기도 한다. 담음 때문에 생긴다고 여러 번 이야기했다. 수술을 할 대상이 아닌데도, 우연히 초음파 등과 같은 진단을 하고 나면 수술에 대한 유혹을 굉장히 많이 받고 고민을 하곤 한다. 그런 분들한테 수술을 하지 말고 마음을 잘 다스리면 다 없어진다고 이야기하기가 힘든 요즘이다.

몸에 생기는 덩어리가 담음 때문에 생긴다는 이야기는 아무리 강조해도 지나치지 않다. 그런데 마음을 다스리는 것으로 치료가 되면 좋겠지만 그래도 되지 않을 때는 약물을 써야 한다. 그 또한 과하지 말 것을 『동의보감』은 강조한다.

『동의보감·잡병편·적취』의 「적취의 치료법」이라는 글에서 "『내경』에, '적을 깨뜨릴 때 독약을 쓰다가 절반 이상 사라지면 약 쓰는 것을 멈추어야 한다'라고 하였으니, 대적大積과 대취大聚가 있을 때는 적취의 절반 이상이 사라지면 멈추어야 한다. 약이 지나치면 죽는다"[63]라고 이야기하고 있다. 요즘 항암제 투여의 부작용 이야기와 겹쳐지며 많은 것을 생각하게 하는 문장이다. '빈대는 잡았는데 초가삼간은 태워 버린' 치료가 요즘 너무 많은 것 같아 안타깝다.

마지막으로 『동의보감』은 정기라는 단어를 이용하여 적취의 예방을 이야기하고 있다. 몸에 생기는 덩어리도 내가 내부적으로 몸이 건강해지고 튼튼해지면 저절로 없어질 수 있다는 이야기다.

같은 곳의 「정기를 기르면 적은 저절로 사라진다」라는 글에서 "역로易老[64]가, '정기를 기르면 적은 저절로 사라진다'라고 하였으니, 비유하자면 군자가 가득한 곳에서는 비록 한 명의 소인배가 있어도 받아들여지지 않아서 저절로 나가는 것과 같다. 이처럼 사람의 진기가 실하고 위기胃氣가 강하면 적은 저절로 사라진다. 또한 기름진 음식을 끊고 색욕을 절제하며 갑자기 성내는 것을 경계하고 생각을 바로 하면 모두 완전하여 거의 해가 없을 것이다"[65]라며 정기를 기르면 적취라는 병이 생기지 않음을 설명하고 있다. 적취는 건강한 사람에게는 생기지 않고 허약한 사람에게만 생긴다는 이야기다. 참 억울한 이야기지만 어쩌겠는가.

우리 몸의 정기가 튼튼하다면 절대 '굴러온 돌이 박힌 돌을 뽑아버리는' 일은 생겨나지 않을 것이다. 몸이나 우리가 사는 사회나 다 똑같은 원리로 작용하고 있다는 사실을 잘 기억했으면 한다.

6 귀한 아이일수록 막 키워라

육아의 지혜 양자십법

최근에 출산율이 낮다고 언론마다 그 심각성을 보도하면서 인구절벽에 대한 경고를 하고 있다. 아이를 낳아 기르는 것이 힘들고 귀찮은 일로 여겨지면서 육아에 대한 고귀한 가치는 버려진 지 오래다. 그러하니 요즘은 둘 이상의 자녀를 기르는 집을 찾아보기 어렵다. 아이를 낳더라도 하나만 낳아 잘 기르자는 것이 당연하게 되어 버렸다. 이러한 상황에서 낳은 아이니 얼마나 귀한 아이인가. 귀한 아이니 어르고 감싸서 잘 보호해 주고 싶은 것이 부모의 마음이리라.

그런데『동의보감』에 나오는 갓난아기를 보호하는 방법을 보면 우리의 생각과 조금 다르다.『동의보감·잡병편·소아』의「소아보호법」이라는 글에서는 "요즘 사람들은 아이를 품에 안아주기만 하고 땅의 기운을 받지 못하게 하니 아이의 뼈와 근육이 약해져서 쉽게 병이 나는데, 이것은 아이를 아끼고 보호하는 것이 아니다"[66] 라고 언급하고 있다.

　여기서 말하는 요즘이 분명 21세기는 아닐 터인데, 훨씬 더 명확하게 요즘의 세태를 묘사하는 듯하다. 자식을 낳아 키워 보면 누구나 느끼지만, 자기 새끼는 너무도 예쁘고 사랑스럽다. 그러나 그러면 그럴수록 마치 사자가 새끼를 강하게 키우듯 사람도 그렇게 해야 하는데, 그렇게 하기가 어려운 모양이다. 무조건 싸고돌기만 하는 육아법이 요즘 아이들을 더욱 유약하게 하는 것이 아닌가 싶다. 굳이 개발도상국 혹은 아프리카 빈국에 사는 아이들의 환경과 비교하지 않더라도 우리 아이들이 그 아이들과 다른 환경에 있는 것은 분명하다. 아파트에 살면서 흙을 만지고 놀 기회를 거의 얻지 못하고, 어릴 때부터 스마트폰과 TV를 자주 접하면서 시력 강화를 위한 훈련을 할 기회를 갖지 못한다. 같은 글에서 "날씨가 추울 때는 부모가 늘 입었던 헌 옷으로 의복을 만들어 입히고 새 솜이나 새 비단을 쓰지 말아야 한다"[67]라고 언급하고 있다. 두꺼운 옷은 고사하고 요즘은 배냇저

고리조차 엄마, 아빠가 입었던 것을 물려주던 전통이 거의 없어진 듯하다.

이어서 『동의보감·잡병편·소아』의 「양자십법養子十法」이라는 글을 통하여 '아이를 기르는 열 가지 원칙'을 제시하고 있다. 그 내용은 "첫째, 등을 따뜻하게 해야 한다. 둘째, 배를 따뜻하게 해야 한다. 셋째, 발을 따뜻하게 해야 한다. 넷째, 머리를 서늘하게 해야 한다. 다섯째, 가슴을 서늘하게 해야 한다. 여섯째, 이상한 것을 보여서는 안 된다. 일곱째, 비위를 늘 따뜻하게 해야 한다. 여덟째, 울음이 멎기 전에 젖을 먹여서는 안 된다. 아홉째, 경분輕粉(염화수은)이나 주사朱砂(수은으로 이루어진 황화 광물)를 먹여서는 안 된다. 열째, 목욕을 자주 시키지 말아야 한다"[68]다.

이상의 열 가지 방법이 옛날이야기 같지만, 21세기에 어렵게 얻은 귀한 아이를 기르는 사람이라면 반드시 기억해야 하는 것이다.

7 왜 레시피대로 끓인 김치찌개는
맛이 없을까?

약을 쓰는 원칙 군신좌사

한의학에서 약재를 치료 목적에 맞게 처방을 구성, 조제하는 것을 방제方劑라고 한다. 이러한 방제를 구성하는 데 원칙이 있는데, 이를 군신좌사君臣佐使라고 한다. 『동의보감』에도 군신좌사에 대해 여러 곳에서 언급하면서 그 중요성을 강조하고 있다.

먼저 『동의보감·탕액편·탕액서례』의 「처방을 구성하는 법」이라는 글에서는 "황제가, '방제에 있어 군신君臣은 무엇을 말하는 것입니까?'라고 하니, 기백이, '병 치료를 주관하는 것이 군약君藥이고, 군약을 보좌하는 것이 신약臣藥이며, 신약에 응하는 것이 사약使藥입니다. 상중하의 3품을 말하는 것이 아닙니다'라고 하였다"[69]라고 『황제내경』의 문장을 인용하여 정의하고 있다.

또 같은 글에서 "약에는 군, 신, 좌, 사가 있어서 서로 조장하고 억제하며 조화를 이루니, 군약 1개, 신약 2개, 좌약佐藥 3개, 사약 5개를 쓰거나 군약 1개, 신약 3개, 좌약과 사약 9개를 써야 한다. 약을 쓰는 것은 제도를 세우는 것과 같아 군약이 많고 신약이 적거나 신약이 많고 좌약이 적으면 기력이 두루 미치지 못한다"[70]라고 하여 수치를 이용하여 군신좌사에 대하여 좀 더 구체적으로 설명하고 있다.

이를 보면 군신좌사는 약을 구성하는 대원칙을 말하는데, 군약은 질병이나 체질에 가장 알맞은 약으로 보통 한 처방에서 한두 가지 약재를 쓰고 약량은 가장 많은 것이 보통이고, 신약은 군약을 도와 효과를 높이는 것으로 신약보다 약량이 적고 약성은 대체로 군약과 비슷하며, 좌약은 군약을 도와 부수적인 증상 등을 치료하거나 군약이 가지고 있는 독성을 억제, 약화시키고, 사약은 여러 약을 질병이 발생한 부위로 전달해 주거나 각 약들을 조화시켜 주는 것임을 알 수 있다.

일상에서 우리가 먹는 음식 중 김치찌개에 비유하여 말해 보자. 참치김치찌개가 됐든, 돼지고기김치찌개가 됐든, 김치찌개는 김치가 주된 재료니 이것이 군약이라 할 수 있다. 김치찌개라는 큰 틀은 흐뜨리지 않으면서 찌개의 맛을 배가시켜 주는 부재료인 참치나 돼지고기를 신약이라 할 수 있다. 이상의 재료로도 충분하지만 아쉬움에 두부, 양파, 대파 등 여러 가지 채소를 썰어 넣을 수 있는데, 보좌해 주는 역할을 하는 이런 것들을 좌약이라 할 수 있다. 마지막으로 국물의 감칠맛을 더 내기 위하여 다진 마늘이나 조미료 등을 첨가하여 마무리하는데, 이것을 사약에 비유할 수 있다. 특히, 사약은 처방이 목적하는 표적기관target organ, 즉 특정 장부에 들어갈 수 있게 이끌어 주는 역할을 한다. 이처럼 처방의 구성이 완벽하면 훌륭한 치료 효과를 가져올 수 있다는 이야기다.

그런데 구성이 완벽하지 않은 처방은 약의 가지 수가 아무리 많아도 효과가 없는 처방이 되는데,『동의보감』에 이를 지적하는 이야기가 있다.『동의보감·잡병편·용약』의「처방은 간단한 것이 좋다」는 글에서는 "상고시대에는 한 가지 약으로 한 가지 병을 치료했는데 한나라의 장중경張仲景에 이르러 여러 약으로 한 가지 병을 치료하게 되었다. 그렇지만 3~5가지에 불과했다. 게다가 군, 신, 좌, 사로 나누어 양을 다르게 하고 주치약主治

藥과 인경약引經藥을 질서정연하게 배열하였으니, 후세에 약의 효험을 보려는 자들이 한 처방에 20~30가지 이상의 약을 쓴 것과는 같지 않다"[71]며 처방을 정교하게 쓰지 못하는 세태를 비난하고 있다. 이 글에서 이야기하는 장중경이라는 의사가 쓴 『상한론傷寒論』이라는 책에 실려 있는 처방을 고방古方이라 하고, 금나라 이후 의사들의 처방을 후세방後世方이라고 한다. 모두 그렇지는 않지만, 가지 수만 무분별하게 늘린 후세방을 처방하는 일부 의사들의 방제 구성 방식을 비난하고 있다. 이 말은 지금도 적용되는 것으로, 몸에 좋다는 약재를 이것저것 무조건 많이 넣어 처방한다고 병이 낫는 것이 아니다.

어려운 이야기다. 도대체 어떻게 처방해야 하는 것일까? 기존에 나와 있는 처방들을 음식을 만들 때 조리법recipe을 따라하는 것처럼 따라하면 되지 않을까?

필자는 결혼 후 아내가 레시피대로 따라하며 열심히 만든 음식에 실망한 적이 있다. 오히려 지금은 레시피 도움 없이 많든 음식이 전문 음식점의 음식보다 더 맛있으니 재미있지 않은가? 왜일까? 아내에게 물어보면 명쾌한 대답이 나오지 않는다. "하다 보니…"라며 말끝을 흐린다.

TV 프로그램이나 유튜브 채널에 요리 프로그램이 많다. 거기서 설명하는 방법대로 그대로 따라하는 데도 음식의 맛이 나지 않는다. 설명할 수 없는 뭔가가 분명히 있을 것이다. 할머니 역할을 오래한 원로배우가 음식을 만드는 모습은 할 말을 잃게 만든다. 레시피라는 것이 애당초 없다. 이른바 '감으로, 대충' 만든다. 넣는 재료의 양도 모두 '적당히', '요만큼' 이런 식이다. 근데 다들 맛있다고 난리다. 요리 방법이 계량화되지 않았다고 해서 엉터리라고 절대 이야기할 수 없다.

음식을 만들 때도 이럴진대, 하물며 환자의 병을 치료하는 처방을 쓸 때는 두말할 필요 없지 않겠는가? 앞뒤가 맞지 않는 이야기 같지만, 처방할 때는 군신좌사의 원칙을 엄중하게 지키면서도 수치로 드러나지 않는 의미를 잘 파악하고 체득하고 있어야 한다.

갓 면허를 딴 젊은 의사들이 기존의 텍스트에 있는 처방을 그대로 활용해 보고는 많이 좌절한다. 그 텍스트에서 어떠어떠한 효과가 있더라 하는 것을 내가 직접 써 보면 전혀 낫지 않기 때문이다. 텍스트의 내용이 엉터리일까? 그것은 아니다.

이와 관련하여 많은 의서醫書의 서문에 인용되는 글을

두 가지 소개하고자 한다. 하나는 『장자莊子』에 나오는 이야기고, 다른 하나는 『맹자孟子』에 나오는 이야기다.

『장자·천도』에는 수레바퀴를 깎는 윤편輪扁이라는 사람의 일화가 나온다. 그는 "제가 평소에 하는 일의 경험에 비추어 말씀 드리겠습니다. 수레바퀴를 깎을 때 많이 깎으면 굴대가 헐거워서 튼튼하지 못하고, 덜 깎으면 빡빡하여 굴대가 들어가지 않습니다. 더도 덜도 아니게 정확하게 깎는 것은 손의 감각으로 터득하고 마음으로 느낄 수 있을 뿐, 입으로 말할 수 없으니 바로 그 사이에 비결이 존재합니다. 물론 더 깎고 덜 깎는 그 어름에 정확한 치수가 있을 것입니다만, 제가 제 자식에게 깨우쳐 줄 수 없고 제 자식 역시 저로부터 전수받을 수 없습니다. 그래서 나이 칠십임에도 불구하고 손수 수레바퀴를 깎고 있는 것입니다"[72]라고 말한다.

『맹자·진심상』에는 "맹자께서 '재인梓人, 장인匠人, 윤인輪人, 여인輿人, 즉 목수와 수레를 만드는 장인이 남에게 규구規矩(자와 컴퍼스 같은 공구)의 사용법을 가르쳐 줄 수 있지만, 그 사람을 솜씨 있게 할 수는 없다'라고 말씀하였다"[73]는 구절이 있다.

이 두 문장을 인용하면서 의서의 저자는 '내가 가지

고 있는 의학 지식을 후학에 전달해 줘야 하는데, 글로 쓰면 그 의미가 없어져 버리고, 또 글로 써놓은 것을 후학들이 읽었을 때 내가 제일 처음에 썼던 의미를 제대로 파악하지 못할 가능성이 매우 크다. 그렇지만 책은 저술한다'라면서 모순된 이야기를 하나같이 서문序文에 쓰고 있다.

　세상의 모든 일이, 그것이 의술이든 다른 기술이든 간에 분명히 스스로 시간을 두고 익혀야 하는 부분이 있다. 텍스트에는 쓰여 있지 않은 그런 것을 익히는 것이 훨씬 더 중요한 일임에 분명하다. 세상이 워낙 빠르게 변하고 결과를 빨리 내야 하다 보니, 인내심을 가지고 반복하며 꾸준히 노력하는 이들을 보기 어려워 아쉽다.

맺음말

서울의 왕십리에 있는 한 한의원에 매주 토요일 새벽이면 다섯 명의 한의사가 모인다. 필자의 스승님과 그의 스승님, 필자의 선배 한의사와 동료 한의사, 필자 다섯 명이다. 그들의 평균 연령은 59세다. 그들은 그 시간에 모여서 『동의보감』을 읽는다. 일주일의 시간 중에서 한문으로 된 책을 읽는 두 시간이 필자에게는 가장 행복한 시간이다. 한편으로 후학들은 이제 한문으로 된 원본을 읽지 않는다는 안타까움에 쓴웃음을 짓기도 한다. 이 책의 많은 부분이 그 새벽 시간의 책 읽기에 바탕을 두고 있다.

이 책을 읽는 필자의 지인들은 필자를 비웃을지도 모른다. 지행知行이 일치하지 않는 필자의 모습을 상상하면서 말이다. 그러나 '게가 옆으로 걸으면서도 그 자식들은 똑바로 걷기를 바라는 마음'으로 이 책을 썼다.

건강에 대한 많은 정의가 존재한다. 대부분의 정의가

모호하고 추상적이다. 필자는 "건강이란 끊임없이 유혹을 이겨내며 자신과의 싸움에서 승리한 전리품"이라고 정의한다. 새벽에 알람을 맞춰 놓고 일어나야 하는데 5분만 더 자고 싶은 유혹, 저녁 식사 때 한 숟갈 더 먹고 싶은 유혹, 술자리에서 한 잔 더 마시고 싶은 유혹 등 내 안에 있는 또 다른 내가 계속 꾀고 유혹할 때 그것을 얼마나 잘 떨쳐내느냐가 건강과 직결된다. 유혹을 떨쳐내고 우공愚公이 산을 옮기는 심정으로 꾸준히 실천해야만 건강해지는 것이다.

이 책을 읽는 이들의 마음을 정말 미미하게나마 움직여 그들이 건강해질 수 있다면 기쁘겠다. 혹 책의 번역이나 내용 중에 잘못된 것이 있다면 독자들의 가감 없는 질정叱正을 바란다.

마지막으로 이 책이 세상에 나올 수 있도록 도와준 한국국학진흥원 연구사업팀과 출판사 편집자에게 감사의 마음을 드린다.

마지막으로 지원智媛, 민겸敏謙, 유겸有謙에게 무한한 사랑과 감사를…

2022년 9월
정지훈

| 주 |

1 『東醫寶鑑·內景篇·身形』「養性禁忌」養性書曰 善攝生者 無犯日月之忌 無失
   歲時之和 須知一日之忌暮無飽食 一月之忌晦無大醉 一歲之忌冬無遠行 終身
   之忌夜不燃燭行房.

2 『東醫寶鑑·雜病篇·內傷』「酒傷」酒者, 五穀之津液, 米麴之華英, 雖能益人,
   亦能損人.

3 『黃帝內經』多不藏精, 春必病溫.

4 『東醫寶鑑·內景篇·身形』「以道療病」古之神聖之醫, 能療人之心, 預使不致於
   有疾. 今之醫者, 惟知療人之疾而不知療人之心. 是猶捨本逐末, 不窮其源而攻
   其流, 欲求疾愈, 不亦愚乎. 雖一時僥倖而安之, 此則世俗之庸醫, 不足取也.

5 사무사思無邪, 행호사行好事, 막기심莫欺心, 행방편行方便, 수본분守本分, 막질투
   莫嫉妬, 제교사除狡詐, 무성실務誠實, 순천도順天道, 지명한知命限, 청심淸心, 과
   욕寡慾, 인내忍耐, 유순柔順, 겸화謙和, 지족知足, 염근廉謹, 존인存仁, 절검節儉,
   처중處中, 계살戒殺, 계노戒怒, 계포戒暴, 계탐戒貪, 신독愼篤, 지기知機, 보애保
   愛, 염퇴恬退, 수정守靜, 음즐陰騭.

6 『東醫寶鑑·內景篇·氣門』「氣逸則滯」臞仙曰, 人之勞倦, 有生於無端, 不必持
   重執輕, 仡仡終日, 惟是閑人, 多生此病. 盖閑樂之人, 不多運動氣力, 飽食坐
   臥, 經絡不通, 血脉凝滯使然也. 是以貴人貌樂而心勞, 賤人心閑而貌苦. 貴人
   嗜慾不時, 或昧於忌犯, 飲食珍羞, 便乃寢臥. 故常須用力, 但不至疲極. 所貴
   榮衛流通, 血脉調暢, 譬如流水不汚, 戶樞不蠹也.

7 『東醫寶鑑·內景篇·氣門』「氣爲衛衛於外」

8 『東醫寶鑑·內景篇·神門』「癲狂」狂者凶狂也 輕則自高自是好歌好舞 甚則棄衣
   走而踰垣上屋 又甚則披頭大叫不避水火且欲殺人.

9 '하늘은 둥글고 땅은 모나다'는 동양의 우주관을 나타낸다. 『동의보감』에
   서는 "사람의 머리가 둥근 것은 하늘의 둥긂을, 사람 발이 각진 것은 땅
   의 각짐을 본받는다"라고 하여 우주 자연의 모습과 인간의 만들어진 모
   습이 일치한다는 것을 연계하여 설명하고 있다.

10 『東醫寶鑑·內景篇·神門』「癲狂」陽盛則使人妄言罵詈不避親疎.

11 중국 원나라 때의 의학자 왕규王珪다. 의학에 심오한 깊이가 있어, 오나라의 우산虞山에 은거하며 방서方書를 저술하였는데, 다른 사람들의 저술보다 뛰어났다. 특히 담음痰飮이 화火를 끼고 있는 질환에 대해서는 아주 정미롭고 상세하였다. 제방諸方 중에 곤담환滾痰丸이 있는데 가장 신효神效하였다.

12 위의 신물이 목구멍까지 올라왔다가 내려가는 증상으로 심하면 가슴이 답답하고 헛배가 부르면서 아프고 신트림과 함께 입에서 불쾌한 냄새가 난다.

13 명치 아래가 쌀쌀하면서 괴로운 증상. 배가 고픈 듯하면서도 고프지 않고 배가 아픈 듯하나 아프지 않으며 가슴이 몹시 답답하고 괴로워 안정하지 못하는 것을 말한다.

14 림프절에 멍울이 생긴 병증. 주로 목, 귀 뒤, 겨드랑이 등에 생긴다. 명울이 작은 것을 라瘰, 큰 것을 력癧이라고 한다.

15 결핵균이 폐에 침입하여 생긴 전염성을 띤 만성 소모성 질병이다. 중요 증상은 기침, 피가 섞인 가래, 조열潮熱, 식은땀, 가슴이 아프고 몸이 여위는 것 등이다.

16 계종瘛瘲의 다른 이름으로 근육이 뻣뻣해지면서 오그라들거나 늘어지는 증상이 번갈아 나면서 오랫동안 되풀이되는 증상이다.

17 『東醫寶鑑·內景篇·痰飮』「王隱君痰論」痰證古今未詳. 方書雖有懸飮留飮支飮痰飮諸飮之異, 而莫知其爲病之源. 或頭風眩暈, 目昏耳鳴, 或口眼蠕動, 眉稜耳輪瘙痒, 或四肢遊風腫硬, 似痛非痛, 或爲齒頰痒痛, 牙床浮腫而痛痒不一. 或噫氣吞酸, 嘈雜嘔噦, 或咽嗌不利, 咯之不出, 嚥之不下, 色如煤煟, 形如敗絮, 桃膠, 蜆肉之類. 或心下如停氷雪, 心頭冷痛時作. 或夢寐奇怪鬼魅之狀. 或足腕痠軟, 腰背卒痛, 或四肢骨節煩疼, 幷無常所, 乃至手麻臂痛, 狀若挫閃. 或脊中每有一掌, 如氷凍之寒凉者, 或渾身習習如蟲行者, 或眼眶澁痒, 口糜舌爛, 甚爲睺閉等證, 又或遶項結核, 似癭非癭, 或胸腹間如有二氣交紐, 嘈塞煩悶, 有如烟氣上衝, 頭面烘熱, 或爲失志癲狂, 或爲中風癱瘓, 或爲勞瘵荏苒之疾, 或爲風痺, 及脚氣之候, 或心下怔忡驚悸, 如畏人將捕, 或喘嗽嘔吐, 或嘔冷涎綠水黑汁, 甚爲肺癰, 腸毒, 便膿, 攣跛. 其爲內外疾病, 非止百端, 皆痰之所致也. 盖津液旣凝, 爲痰爲飮, 而洶涌上焦, 故口燥咽乾, 流而之下, 則大小便閉塞, 面如枯骨, 毛髮焦乾. 婦人則經閉不通, 小兒則驚癎搐搦.

18 묘응단妙應丹, 묘응환妙應丸, 자룡환子龍丸 등으로도 불리는 약이다. 감수甘遂, 대극大戟, 백개자白芥子 등의 약물이 들어간다.

19 『東醫寶鑑·內景篇·痰飮』「痰飮治法」實脾土, 燥脾濕, 是治其本. 治痰, 順氣 爲先, 分導次之.

20 『東醫寶鑑·內景篇·肝臟』「肝形象」肝有二布葉, 一小葉, 如木甲拆之象. 各有 支絡脉居中, 以宣發陽和之氣, 魂之宮也.

21 『東醫寶鑑·內景篇·肝臟』「肝病證」外證, 善潔, 面靑, 善怒, 內證, 臍左有動 氣, 按之牢若痛.

22 『東醫寶鑑·內景篇·身形』「人身猶一國」心者, 君主之官, 神明出焉.

23 『東醫寶鑑·內景篇·心臟』「心形象」上智人, 心有七竅三毛, 中智人, 心有五竅 二毛, 下智人, 心有三竅一毛, 常人, 心有二竅無毛, 愚人, 心有一竅, 下愚人, 心有一竅甚小, 無竅則神無出入之門.

24 『東醫寶鑑·內景篇·心臟』「心病證」外證, 面赤, 口乾, 善笑, 內證, 臍上有動 氣, 按之牢若痛, 其病煩心心痛, 掌中熱而啘.

25 『東醫寶鑑·內景篇·蟲』「三尸蟲」中黃經曰, 一者上蟲, 居腦中, 二者中蟲, 居 明堂, 三者下蟲, 居腹胃, 名曰彭琚, 彭質, 彭矯也. 惡人進道, 喜人退志. 上 田, 乃元神所居之宮, 惟人不能開此關, 被尸蟲居之, 故生死輪迴, 無有了期. 若能握元神, 棲于本宮, 則尸蟲自滅, 眞息自定. 所謂一竅開而萬竅齊開, 大關 通而百骸盡通, 則天眞降靈, 不神之神, 所以神也.

26 『東醫寶鑑·內景篇·蟲』「治諸蟲藥」凡取蟲作藥之法, 禁聲, 勿語道, 作藥則蟲 便下驗.

27 『東醫寶鑑·內景篇·大便』「大便病因」犯賊風虛邪者, 陽受之, 食飮不節, 起居 不時者, 陰受之. 陽受之則入六府, 陰受之則入五藏, 入六府, 則身熱不時臥, 上爲喘呼, 入五藏, 則□滿閉塞, 下爲飱泄, 久爲腸澼(腸澼謂痢疾).

28 『東醫寶鑑·內景篇·大便』「泄證有五」有胃泄, 脾泄, 大腸泄, 小腸泄, 大瘕 泄.

29 『東醫寶鑑·內景篇·大便』「泄瀉諸證」有濕泄, 濡泄, 風泄, 寒泄, 暑泄, 火泄, 熱泄, 虛泄, 滑泄, 飱泄, 酒泄, 痰泄, 食積泄, 脾泄, 腎泄, 脾腎泄, 瀼泄, 暴 泄, 洞泄, 久泄.

30 『東醫寶鑑·內景篇·大便』「大便秘結」腎主五液, 津液潤則大便如常, 若飢飽 勞役, 或食辛熱, 火邪伏於血中, 耗散眞陰, 津液虧少, 故大便結燥. 又有年老 氣虛, 津液不足而結者.

31 『東醫寶鑑·內景篇·大便』「老人秘結」老人藏府秘澁, 不可用大黃. 緣老人津 液少, 所以秘澁, 若服大黃以瀉之, 津液皆去, 定須再秘甚於前. 只可服滋潤大 腸之藥.

32 『東醫寶鑑·雜病篇·審病』「神聖工巧」望而知之謂之神, 聞而知之謂之聖, 問而知之謂之工, 切脉而知之謂之巧. 神聖工巧何謂也. 曰望而知之者, 望見其五色, 以知其病也. 聞而知之者, 聞其五音, 以別其病也. 問而知之者, 問其所欲五味, 以知其病所起所在也. 切脉而知之者, 診其寸口, 視其虛實, 以知其病在何藏府也.

33 『東醫寶鑑·外形篇·面』「明堂部位」額爲天庭屬心, 頦爲地閣屬腎, 鼻居面中屬脾, 左頰屬肝, 右頰屬肺, 此五藏部位也. 察其色以辨其病.

34 『東醫寶鑑·外形篇·眼』「眼爲臟腑之精」五藏六府之精氣, 皆上注於目而爲之精. 精之窠爲眼, 骨之精爲瞳子, 筋之精爲黑眼, 血之精爲絡, 其窠氣之精爲白眼, 肌肉之精爲約束, 裹擷筋骨血氣之精, 而與脉系, 上屬於腦, 後出於項中. 故邪中於項, 因逢其身之虛, 其入深, 則隨眼系以入於腦. 入於腦則腦轉, 腦轉則引目系急, 目系急則目眩以轉矣.

35 『東醫寶鑑·外形篇·眼』「眼無火不病」目不因火則不病, 何以言之. 白輪變赤, 火乘肺也. 肉輪赤腫, 火乘脾也. 黑水神光被瞖, 火乘肝與腎也. 赤脉貫目, 火自甚也. 能治火者, 一句了.

36 『東醫寶鑑·外形篇·眼』「眼病所因」生食五辛, 接熱飲食, 刺頭出血多, 極目遠視, 夜讀細書, 久處烟火, 博奕不休, 夜間讀書, 飲酒不已, 熱飡麪食, 抄寫多年, 雕鏤細作, 泣淚過多, 房室不節, 數向日月輪看, 月下讀書, 夜視星月, 極目瞻視山川草木, 馳騁畋獵, 冒涉風霜, 迎風逐獸日夜不息.

37 『東醫寶鑑·外形篇·眼』「眼病禁忌」酒色七情, 最宜痛斷.

38 『東醫寶鑑·外形篇·眼』「眼病調養」養目力者, 常瞑. 讀書博奕過度患目, 名曰肝勞, 非三年閉目, 不可治. 熱摩手心熨兩眼, 每二七遍, 使人眼目自無障瞖, 明目去風, 無出於此.

39 『東醫寶鑑·外形篇·腹門』「腹痛有部分」大腹痛, 多食積外邪, 臍腹痛, 多積熱痰火, 小腹痛, 多瘀血及痰與尿澁.

40 『東醫寶鑑·外形篇·腹門』「腹痛有六」有寒, 有熱, 有死血, 有食積, 有痰飲, 有蟲.

41 『東醫寶鑑·外形篇·腹門』「腹痛有虛實」凡腹痛, 按之痛者爲實, 按之不痛爲虛. 腹痛時, 有積者, 按之痛愈甚, 無積者, 按之不痛.

42 『東醫寶鑑·外形篇·臍門』「臍下有丹田」下丹田, 在臍下三寸, 方圓四寸, 着於脊梁, 兩腎之間, 左青右白, 上赤下黑, 中央黃色, 名曰大海, 貯其精血.

43 『東醫寶鑑·內景篇·氣門』「胎息法」是以人生時, 惟臍相連, 初學調息, 須想其氣出從臍出, 入從臍滅, 調得極細, 然後不用口鼻, 但以臍呼吸, 如在胞胎中, 故曰胎息.

44 『東醫寶鑑·外形篇·臍門』「長生延壽丹」所以蒸臍固蔕, 如水灌土培, 草木自茂壯也. 人常依法熏蒸, 則榮衛調和, 安魂定魄, 寒暑不侵, 身體輕健, 其中有神妙也.

45 『東醫寶鑑·外形篇·腰』「腰爲腎府」腰者, 腎之府, 轉搖不能, 腎將憊矣. 腰者, 腎之外候, 一身所恃, 以轉移開闔者也. 然諸經, 貫於腎, 絡於腰脊, 雖外感內傷, 種種不同, 必腎虛而後, 邪能湊之. 故不可純用涼藥, 亦不可純用參芪補氣也.

46 『東醫寶鑑·外形篇·腰』「腰痛有十」有腎虛, 有痰飮, 有食積, 有挫閃, 有瘀血, 有風, 有寒, 有濕, 有濕熱, 有氣, 凡十種.

47 『東醫寶鑑·外形篇·腰』「腰痛通治」六氣皆能爲痛, 大抵寒濕多而風熱少. 又有房室勞傷, 腎虛腰痛者居多, 是陽氣虛弱, 不能運動故也. 久腰痛, 必用官桂以開之, 腹脇痛皆然. 諸腰痛, 不可用補氣藥, 亦不宜峻用寒涼藥. 補腎湯, 治一切腰痛.

48 당대唐代의 의사다. 일찍이 우감문부台監門府 장사長史 등의 벼슬을 지냈다. 657년에 황제의 명을 받들어 이세적李世勣, 공지약孔志約 등 20여 명과 함께 『신수본초新修本草』를 엮었다. 659년에 책이 완성되어 나라에서 세상에 널리 퍼뜨렸다. 세계에서 처음으로 약전藥典이란 명예를 받았다. 또 서은공徐恩恭, 당림唐臨 등과 함께 『삼가각기론三家脚氣論』 1권을 엮었는데 세상에 널리 퍼져 전한다.

49 『東醫寶鑑·外形篇·足』「脚氣病因」脚氣之疾, 實水濕之所爲也. 其爲病, 有證無名, 脚氣之稱, 自蘇敬始. 關中河朔無有也. 惟南方, 地下水寒, 其淸濕之氣中於人, 必自足始.

50 『東醫寶鑑·外形篇·足』「脚氣治法」脚氣是爲壅疾, 治以宣通之劑, 使氣不能成壅. 壅旣成而盛者, 砭惡血而去其重勢. 經曰, 蓄則腫熱, 砭射之後, 以藥治之. 治法大要, 疏導大便, 使毒氣得泄而後愈. 其補湯淋洗, 皆醫家之大戒也.

51 『東醫寶鑑·外形篇·足』「脚氣禁忌法」忌嗔. 嗔則心煩, 脚氣發. 禁大語, 大語則傷肺, 亦發動. 不得露足當風, 入水以冷水洗脚. 每至丑寅日, 割手足甲, 割小侵肉, 去氣. 凡飮食之後, 宜緩行二三百步, 疲倦卽止. 每朝早飯, 任意飽食, 午飯少食, 晩飯不食, 彌佳. 凡飮食酒麵潼酪, 勿使過度. 脚氣之病, 極忌房室. 最忌熱藥蒸泡.

52 『東醫寶鑑·雜病篇·辨證』「三不治六不治」倉公有言曰, 病不肯服藥, 一死也. 信巫不信醫, 二死也. 輕身薄命, 不能將愼, 三死也. 扁鵲曰, 病有六不治. 驕恣不倫於理, 一不治也. 輕身重財, 二不治也. 衣食不能適, 三不治也. 陰陽幷, 藏氣不定, 四不治也. 形羸不能服藥, 五不治也. 信巫不信醫, 六不治也.

53 『東醫寶鑑·雜病篇·風』「中風所因」內經曰, 風者, 百病之長也. 至其變化乃爲

他病. 河間曰, 風病多因熱盛. 東垣曰, 中風者, 非外來風邪, 乃本氣病也. 丹
溪曰, 風之爲病, 西北氣寒, 爲風所中者, 誠有之, 東南氣溫而地多濕, 有風者
非風也. 皆濕生痰, 痰生熱, 熱生風也. 王安道曰, 昔人主乎風, 河間主乎火,
東垣主乎氣, 丹溪主乎濕, 反以風爲虛象, 而大異於昔人. 以予觀之, 昔人三子
之論, 皆不可偏廢.

54 『東醫寶鑑·雜病篇·風』「肥人多中風」所謂肥人多中風者, 肥則腠理緻密, 而
多鬱滯氣血, 難以通利, 故多卒中也. 凡人年逾五旬, 氣衰之際, 多有此疾. 壯
歲之人, 無有也, 若肥盛則間有之, 亦是形盛氣衰而然也.

55 『東醫寶鑑·雜病篇·暑』「中暍中熱之辨」靜而得之爲中暑, 中暑者陰證, 當發
散也. 或避暑於深堂大厦得之, 其證必頭痛惡寒, 身形拘急, 肢節疼痛而煩心,
肌膚大熱無汗. 爲房室之陰寒所遏, 使周身陽氣不得伸越.

56 『東醫寶鑑·雜病篇·暑』「中暍中熱之辨」動而得之爲中熱, 中熱者陽證, 爲熱
傷元氣也. 若行人, 或農夫於日中勞役得之. 其證必苦頭痛, 發躁熱惡熱, 捫之
肌膚大熱, 必大渴引飮, 汗大泄, 無氣以動, 乃爲天熱外傷肺氣.

57 『東醫寶鑑·內景篇·身形』「四時節宣」衛生歌曰, 四時惟夏難調攝, 伏陰在內
腹冷滑, 補腎湯藥不可無, 食物稍冷休哺啜, 心旺腎衰何所忌, 特戒疏泄通精
氣, 寢處猶宜謹密閒, 黙靜志慮和心氣, 氷漿菜果不益人, 必到秋來成瘧痢.

58 『東醫寶鑑·雜病篇·火』「火爲元氣之賊」火能消物. 凡爍金, 虧土, 旺木, 涸
水者皆火也. 火之爲病, 其害甚大, 其變甚速, 其勢甚彰, 其死甚暴. 人身有二
火. 曰君火, 猶人火也. 曰相火, 猶龍火也. 相火易起, 五性厥陽之火相扇, 則
妄動矣. 又有藏府厥陽之火, 根於五志之內, 六慾七情激之, 其火隨起. 大怒則
火起於肝, 醉飽則火起於胃, 房勞則火起於腎, 悲哀則火起於肺, 心爲君主, 自
焚則死矣.

59 『東醫寶鑑·雜病篇·火』「制火有方」儒者立敎, 曰正心, 收心, 養心, 皆所以防
此火之動於妄也. 醫者立敎, 曰恬澹虛無, 精神內守, 亦所以遏此火之動於妄
也. 神靜則心火自降, 慾斷則腎水自升.

60 성균관대학교 동아시아학술원.『정조어찰첩』. 성균관대학교 출판부. 서
울. 2009. p.517

61 김동율·정지훈,「정조의 膈氣에 대한 연구 -승정원일기를 중심으로-」,
『대한한의학원전학회지』32권 3호. 2019에 자세한 내용이 서술되어
있다.

62 『東醫寶鑑·雜病篇·積聚』「積聚之因」靈樞曰, 喜怒不節則傷藏, 藏傷則虛. 風
雨襲虛, 則病起於上. 留着於脉, 稽留不去, 息而成積.

63 『東醫寶鑑·雜病篇·積聚』「積聚治法」內經曰, 破積用毒藥, 衰其太半而止藥.

凡大積大聚, 消其太半乃止. 藥過劑則死.

64 금대金代의 유명한 의학자인 장원소張元素다.

65 『東醫寶鑑·雜病篇·積聚』「養正積自除」易老云, 養正積自除. 譬如滿座皆君子, 縱有一小人, 自無容地而出. 令人眞氣實, 胃氣强, 則積自消矣. 更能斷厚味, 節色慾, 戒暴怒, 正思慮, 庶乎萬全而無害.

66 『東醫寶鑑·雜病篇·小兒』「小兒保護法」今人懷抱小兒, 不着地氣, 致令筋骨緩弱, 疾病易生, 非愛護之道.

67 『東醫寶鑑·雜病篇·小兒』「小兒保護法」天寒時, 兒用父母常着舊衣, 作衣服, 不可用新綿絹.

68 『東醫寶鑑·雜病篇·小兒』「養子十法」一要背煖. 二要肚煖. 三要足煖. 四要頭涼. 五要心胸涼. 六要勿見怪物. 七脾胃常要溫. 八啼未定, 勿便飮乳. 九勿服輕粉朱砂. 十少洗浴.

69 『東醫寶鑑·湯液篇·湯液序例』「制藥方法」帝曰, 方制君臣, 何謂也. 岐伯對曰, 主病之謂君, 佐君之謂臣, 應臣之謂使, 非上中下三品之謂也.

70 『東醫寶鑑·湯液篇·湯液序例』「制藥方法」藥有君臣佐使, 以相宣攝合和, 宜用一君二臣三佐五使, 又可一君三臣九佐使也. 今按用藥, 猶如立人之制, 若多君少臣, 多臣少佐, 則氣力不周也.

71 『東醫寶鑑·雜病篇·用藥』「藥貴簡要」上古用一藥治一病, 至漢張仲景, 用群藥治一病, 雖然亦不過三五味而已, 其間君臣佐使分兩不同, 主治引經, 秩然有序, 非若後世之效驗者, 一方亦至二三十味尤未已也.

72 『莊子·天道』輪扁曰 臣也, 以臣之事觀之, 斲輪徐則甘而不固, 疾則苦而不入. 不徐不疾, 得之於手, 而應於心, 口不能言. 有數存焉於其間, 臣不能以喩臣之子, 臣之子亦不能受之於臣. 是以行七十而老斲輪.

73 『孟子·盡心上』孟子曰 梓匠輪輿能與人規矩, 不能使人巧.

| 참고문헌 |

許浚(1991), 『東醫寶鑑』, 南山堂.

김남일·신동원·여인석(1999), 『한권으로 읽는 동의보감』, 들녘.

한국한의학연구원, 한의학고전DB https://mediclassics.kr/

쉽게 풀어 쓴 선조들의 질병 치료법

1판 1쇄 발행 2022년 9월 16일

지은이 · 정지훈
펴낸이 · 주연선

(주)은행나무
04035 서울특별시 마포구 양화로11길 54
전화 · 02)3143-0651~3 ┃ 팩스 · 02)3143-0654
신고번호 · 제1997-000168호(1997. 12. 12)
www.ehbook.co.kr
ehbook@ehbook.co.kr

ISBN 979-11-6737-208-6 (93510)